沈氏女科600年
女人会养不会老

沈宁◎著

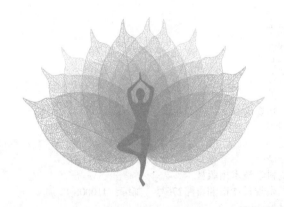

湖南科学技术出版社　博集天卷
CS-BOOKY

图书在版编目（CIP）数据

沈氏女科600年：女人会养不会老 / 沈宁著. —长沙：湖南科学技术出版社，2017.1（2023.12重印）

ISBN 978-7-5357-9098-9

Ⅰ.①沈… Ⅱ.①沈… Ⅲ.①女性—养生（中医）Ⅳ.①R212

中国版本图书馆CIP数据核字（2016）第242096号

上架建议：女性◎健康生活

SHEN SHI NÜKE 600 NIAN: NÜREN HUI YANG BU HUI LAO

沈氏女科600年：女人会养不会老

著　　者：	沈　宁
出 版 人：	张旭东
责任编辑：	林澧波
监　　制：	邢越超
策划编辑：	李彩萍
特约编辑：	尹　晶
项目策划：	汉时传媒 www.hs-read.com
营销编辑：	文刀刀
封面设计：	刘红刚
版式设计：	李　洁
出　　版：	湖南科学技术出版社
	（湖南省长沙市湘雅路276号　邮编：410008）
网　　址：	www.hnstp.com
印　　刷：	三河市中晟雅豪印务有限公司
经　　销：	新华书店
开　　本：	680mm×955mm 1/16
字　　数：	200千字
印　　张：	18.5
版　　次：	2017年1月第1版
印　　次：	2023年12月第9次印刷
书　　号：	ISBN 978-7-5357-9098-9
定　　价：	58.00 元

若有质量问题，请致电质量监督电话：010-59096394

团购电话：010-59320018

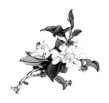

目 录
Contents

内养脾胃

/女人脾胃强健，身体不"走样"/

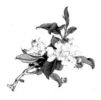

目 录
Contents

03
Chapter

内养肝胆
/女人以肝为本，肝好气色就好/

04

Chapter

内养心神

/远离心血管疾病和烦忧/

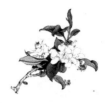

目 录
Contents

05
Chapter

内调双肾
/女人肾不虚，疲惫去无踪/

Chapter

内养气血

／让女人面色红润，如科好／

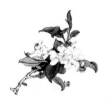

目 录
C o n t e n t s

07
Chapter

内养筋骨
/女人骨骼强健，老了有福/

外修肤质

/用纯天然的方法养护女人的皮肤/

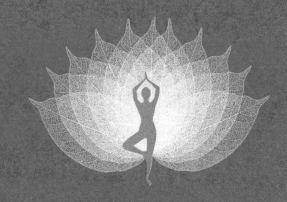

女人外修内养 1∶9

让女人不生病、气色好、不衰老

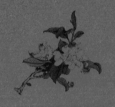

女人会养不会老

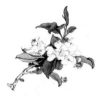

前 言

从明太祖朱元璋洪武年间（1368年~1398年）到现在，沈氏女科已经绵延了六百余年，先祖世代悬壶业医，善治女子诸疾，且通晓内科。正所谓"熟读王叔和，不如临诊多"，在逾六百年的行医实践中，沈氏女科积累了丰富的经验，掌握了很多绝技，为一代又一代的女性排忧解难。

然而，让我感触颇深的一点是，历朝历代，很多疾病是完全可以避免的，很多女性也完全可以更年轻、更美丽，只是她们根本没有意识到。

在我看来，你心中正确的观念，远比昂贵的药物和那些危险的手术，更能帮你消除疾病。当你心中有了正确的观念，你就会有正确的决定，你就会有正确的行为，你就可以预防许多疾病的发生，也可以避免一些不想看到的现象发生。

中医讲究"上工治未病"，假如你能预防疾病出现，本身已经是最高明的医生了。所以我写这本书，并不是让大家给自己治病，医生用药并不是那么简单的。我的目的是让大家拥有一个更科学的意识，明白美丽与健康的关系，重视自己沈氏女科600年：
女人会养不会老

的身体健康，把一切健康隐患从源头扼杀。

女人对美丽的追求有多狂热，可能很多男人是无法理解的。这种追求本身没有问题，问题是很多人舍本逐末了。这年头，想成为美女多容易啊，粉底一打，腮红一抹，皮肤马上既白嫩又红润。实际上，你很清楚粉底只有遮盖的效果，它只是把问题遮掩起来了。可结果呢？和任何问题一样，不去寻找问题出现的根源，不去从根本上解决，只是把问题掩盖起来，结果就是这个问题变得越来越大。

所以，很多爱美的女性，面对斑点、皱纹、痘痘、皮肤松弛、暗黄等皮肤问题，想尽办法去遮掩，却不肯从自己身体内部找原因。其实，这些问题的产生与否，和我们内在机体功能的健康状况密切相关。想要解决"面子"问题，得从"里子"做起，这才是最卓有成效的解决问题的途径。

于是，我在这本书里，给大家提了很多醒，希望大家明白，你的气色好不好，主要取决于你的五脏六腑和气血是否充足通畅，而不是今天粉底的色号是不是适合自己。与其花大价钱买来大把护肤品和化妆品，不如多抽点时间好好呵护一下自己的身体健康。

身为女人，不管任何时候，也不管任何年龄，让衰老来得更晚一点，让自己看起来赏心悦目，是你对自己应尽的责任。而这个责任，并不能完全交给我们医生，其实你自己可以做得更多、更好，只要你愿意，就从打开这本书做起吧！

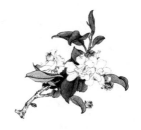

01
Chapter

女人养生

/外修为辅，内养为主/

都说女人如花，这话一点不假，因为美丽的她们是"养"出来的。不管是美丽的容颜还是健康的身体，都要靠养。而且，"养"又分为"内养"和"外养"。只可惜，太多女人只肯花时间在"外养"上，犯了舍本逐末的错误。

1. 女人的身体是养出来的

　　其实不管男人还是女人，身体都是养出来的。只是男女有别，俗话说"男靠吃，女靠睡"，男属阳，女属阴，动则生阳，静则生阴，这两种性别的养生是有所不同的。我专攻女科，这里只谈女性的身体调养。不管是父亲的谆谆教诲，还是我自己这些年的出诊经历，都让我深切地体会到这样一个道理：

　　哪怕新买了一件衣服，你都知道好好保养，身体又何尝不是呢？就是穿皮鞋，

> 女人的身体，真是养出来的。

你都知道要两双轮换着穿，免得很快坏掉，可是对待这副从来得不到休息的皮囊，你是怎样做的呢？身体的自身功能原本就会随着时间的流逝变差，如果我们再不肯好好保养，只会加快它损耗的速度。

　　大家都会发现，那些养尊处优的女性显得特别年轻，为什么呢？是她们天生体质就特别好吗？那可不见得。著名的宋美龄女士，

一生病痛不断，从荨麻疹到乳癌再到车祸，可是她1897年出生，2003年去世，活了106岁。98岁时她出席为她举办的酒会，体力过人，还发表演讲，被称赞"腔调和咬字比撒切尔夫人还要好"。

虽然这是个案，但是我相信谁都不会反对保养的重要性，你对身体好一点，它也一定会对你好一点，为你服务得久一点。如果不肯善待身体，不懂得调养，累积起来的问题早晚有一天会爆发。

我知道在很多年轻女性看来，养生那是中年女人的事情，离自己很遥远。而在很多中年女士那里，上有老，下有小，还要操心工作，哪有时间操心自己的养生啊？等到孩子长大了，你也退休了，终于有时间去照顾自己千疮百孔的身体了，可是这时候或者更早之前，很多疾病已经找上你了，想要拥有完全的健康，已经很难了。

年轻的时候怎么任性都看不出来，玩个通宵，第二天睡上两个小时就精神焕发了。可是一直这么任性下去的后果呢？等到老了一身病的时候再去抱怨上天为什么对你那么不公平，一点用都没有。到那时候，我能帮到你的，已经有限了。

每当我跟年轻女性讲调养身体，她们总是会给我这样一句话："我身体好着呢，一点问题都没有。"这种话是我最怕听到的。是啊，大家身体现在是挺好的，可是等你觉得不好的时候，出问题的时候，想要养，已经晚了，那时候就只能修补了。这也就是为什么我们当医生的一直会强调：

> 大家要有"未病先防，既病防变"的意识。

所以，广大女同胞们，一定要善待自己，好好保养身体。这个保养，可绝对不仅仅是脸蛋，你身上所有的病痛和老态，都是亏待出来的。你要对自己足够好，才能一直健康到老，美丽到老。

2. 外修内养1∶9，内养才是核心

　　一提起女人要保养，恐怕很多人想到的都是美白、保湿、去皱吧？想到的都是跑美容院、用护肤品吧？有人会想到保养自己的脏腑吗？恐怕还真不多见。

　　有太多女同胞，我让她花10分钟吃个营养早餐，她说没时间。我让她每天花5分钟泡个脚，花5分钟给自己做个推拿按摩，她说没时间。可是往脸上涂脂抹粉，花一小时她毫不犹豫。你是不是也是这样的呢？

　　我只能说，这是一种本末倒置的做法。假如你把皮肤养得白里透红，皮肤好到能透出光来，肯定也有自信像杨贵妃的姐姐虢国夫人一样"却嫌脂粉污颜色，淡扫蛾眉朝至尊"，何苦冒着脱妆的危险往脸上一层一层涂抹化妆品呢？

> 在美丽这件事上，也是要"内外兼修"的。而且，外养的比例，只需要占到一分，内调要占到九分。

　　我这样说，不是否认保养皮肤的重要性，只是提醒女性朋友，我知道你们中的很多人关注美丽甚于健康，但是在美丽这件事上，也是要"内外兼修"的。而且，外养的比例，只需要占到一分，内调要占到九分。

　　这个道理，相信大家并不难理解，但很难有直接的感触。我来给大家举些例子吧。比如，你若觉得皮肤灰蒙蒙的，跟雾霾天儿似的，也就刚洗完脸那会儿干净点，这可不是去角质、深层清洁就能搞定的，你得保养肝脏。肝脏养好了，就没有灰色的感觉了。

　　假如你摸着身上、脸上的皮肤很粗糙，跟有小疙瘩似的，怎么办？给身体去角质、涂乳液？不如好好养养自己的肺。肺养好了，皮肤就会变得光滑而且柔嫩。

　　只可惜，很多女性朋友并不懂得这个道理。有一次我在中国中医科学院广安门医院出诊时，一位30多岁、穿着入时的女士很认真地跟我说："这张脸真对不起我，我在它上面花的时间、精力和金钱您可能都想象不到，连我自己都觉得奢侈。"我就反问她："护肤品、面膜、化妆品你投入了不少吧？那气血调理、脾胃调理、肾部保养、卵巢保养呢？你花了多少时间和精力呢？"她一脸茫然："我又没生病？那不是生病了才要去管的吗？"

　　这是很多人都会有的一个误区，总觉得内在调理跟吃药一样，是生病时才需要做的。大家想过没有，你为什么要用防晒、防皱的护肤品，为什么不等到晒完之后再

> 内调虽然能给你自内而外的持久美丽，却不是一日之功。所以，你必须耐心地坚持这个核心，等待时光向你证明，给你馈赠。

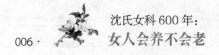

修复、长了皱纹再去皱？既然知道外在保养需要提前去做，轮到内在调养为什么就不肯了？

说到底，还是观念上的问题，大家并不懂得内调究竟有多重要、有多管用。而且由于内调不像化妆一样，有一瞬间化腐朽为神奇的本领，所以很多人没有耐心去坚持，她们跟这个时代同一步调，着急地寻求立竿见影的效果。只可惜，内调虽然能给你自内而外的持久美丽，却不是一日之功。所以，你必须耐心地坚持这个核心，等待时光向你证明，给你馈赠。

3. 为什么女人老得比男人快

俗话说"男人四十一枝花，女人四十豆腐渣"，这句话任何一个女人听了都不会舒服，可是事实好像就是那么回事。男人越老越有魅力，人到中年还能神采奕奕。女人呢？大多数女人中年之后都会慢慢变得面色发黄，脸上也长出各种斑点，成为所谓的"黄脸婆"。可是，这是为什么呢？

在《黄帝内经·素问·上古天真论》中可以找到答案。这本书里有这样一段话："女子七岁，肾气盛，齿更发长。二七而天癸至，任脉通，太冲脉盛，月事以时下，故有子。三七肾气平均，故真牙生而长极。四七筋骨坚，发长极，身体盛壮。……七七任脉虚，太冲脉衰少，天癸竭，地道不通，故形坏而无子也。"而描述男子则为："丈夫八岁，肾气实，发长齿更；二八，肾气盛，天癸至，精气溢写，阴阳和，故能有子；三八，肾气平均，筋骨劲强，故真牙生而长极；四八，筋骨隆盛，肌肉满壮；……八八，则齿发去。"

这段话什么意思呢？它说的是，女子的成长周期是七年，男子是八年。所以，女孩子到了四七二十八岁的时候，身体发育到极点，体质最好，然后开始衰退。而男士呢？他们在四八三十二岁的时候身体最健壮，然后才开始慢慢走下坡路。这也就意味

> 男人"成熟"得本来就比女人晚，所以老得也就晚一点。

着，男人"成熟"得本来就比女人晚，所以老得也就晚一点。

还不仅仅是这样，大家可以看到，生命由盛到衰的时间，女子经历的是"七七"四十九年，女性到了五十岁以后，基本上就绝经了，身体各方面会经历巨大变化，衰老的速度会加剧。而男性呢？他们经历的是"八八"六十四年，这一下子就差了十五年。

所以，要说女人比男人老得快，这似乎也是一种必然的生理现象。不过，有没有可能让女人衰老得慢一点，再慢一点呢？那我们先得弄明白是什么让女人衰老的。

《内经》认为："五七，阳明脉衰，面始焦，发始堕。六七，三阳脉衰于上，面皆焦，发始白。"女人35岁以后之所以会变成"黄脸婆"，在于阳明脉衰，这个"阳明脉"主要指的是十二经络中的胃经，这条经脉经过大半个面部，所以直接影响到脸色。

而女人42岁的时候，手足太阳、手足阳明、手足少阳这"三阳脉"开始衰弱，气血不足，结果就是面焦发白。而且，面焦、发白只是这个综合表现的征象而已，它们既然能衰于"上"，当然也会衰于"下"，衰于"内"，衰于"外"，于是身体就有了各种衰老的迹象。因为人体是一个有机的整体，通过经脉的运行，气血畅达全身各部，才能让我们健康。一旦气血衰弱，那肯定会影响到身体的整体状态，而不仅仅是脸色发黄、

头发变白那么简单。

所以，假如我们能够让身体里面的经络气血充足，脏腑功能强健，就能够让"面焦、发白"这些现象来得更迟一些，所谓的"冻龄"或者"逆生长"也不是不可能的。

> 假如我们能够让身体里面的经络气血充足，脏腑功能强健，就能够让"面焦、发白"这些现象来得更迟一些。

而且，从内部调养才是延缓衰老根本的办法。不管是脸色黯淡无光、长暗疮、色素沉着，皮肤差、气色差，还是长皱纹、腰酸背痛、骨质疏松以及各种疾病，预防它们的方法就在你自己的手中，只看你是否能够用心经营，从头到脚、由内而外、从体形到肤色，你都可以通过饮食调理、日常保健、情志调节来保持年轻美丽。

4. 天生的基础，后天的打造

　　不管是健康还是美丽，上天并不那么公平。有些人天生特别健壮，皮实得很；有些人天生体质就弱，风一吹就要倒。这种差异是存在的，是我们必须正视的，但同样也是需要我们去改变的。

　　很多人会觉得，我天生底子差，没办法。这肯定是不对的，笨鸟还知道先飞呢，体质差的你怎么就不知道要更好地调养？努力不一定有很好的效果，但你不努力更不可能有收获。上天虽然在先天基础方面并不公平，但在后天打造过程中还是很公平的，你有多少努力，就会有多少收获。

　　明代有一位中医大家，名叫张景岳，沈氏女科一直都非常推崇他的主张。关于先天体质与后天调养，他有过相当精彩的论述，在这里跟大家一起分享。

　　他先是强调了先天体质的重要性："先天强厚者多寿，先天薄弱者多夭。"意思就是，我们先天遗传到的身体素质好，就很容易健康长寿；假如先天体质比较差，自然也就更容易短命夭亡。所以，这个先天禀赋的差距，是我们不容忽视的。

　　但是这并不意味着后天我们就无所作为，"后天培养者，寿者更寿；后天斫削者，夭者更夭"。假如本来身体底子就好，再加上后天的调养，那肯定能更加长寿；如果原本底子就不好，后天再不好好注意养生，那肯定更难健康长寿了。

　　但是，这是不是意味着先天体质好就可以高枕无忧了呢？肯定不是的。"先天之强者不可恃，恃则并失其强矣；后天之弱者当知慎，慎则人能胜天矣。"啥意思呢？先天体质好的人，你不能"恃宠而骄"，仰仗着上天给你的好身体就肆意妄为，那肯定会失去强健的体魄；而先天体质不好的人呢？由于知道自己身子骨弱，所以谨慎调养，那么他们的体质反而会慢慢变得越来越强壮，也就出现了所谓的"人能胜天"。

　　在分析完先天与后天的关系之后，张景岳还告诉我们，人之所以不能健康长寿，主要在于"天刑""地杀""人祸"三方面，前两者是非人力所能控制的，也是较为偶然、罕见的，最后一个"人祸"才是最普遍的原因。用我们今天的话来说，就是自己作的。

　　而最让医生头痛的是，在养生理念比较普及的今天，很多人不是不知道这个道理，就是不肯去做。明知道熬夜对身体不好，还是去熬；明知道女孩子不能吃太多冷饮、冰品，例假的时候还是管不住自己的嘴。不管先天体质有多好，都禁不起这么折腾，更何况很多人本来体质就不那么好呢！

　　未病先治的身体调养，效果是最好的，比生病了再去治疗要好很多。只是太多人不明白这个道理，所以扁鹊才比他大

> 未病先治的身体调养，效果是最好的，比生病了再去治疗要好很多。

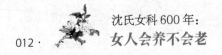
哥更有名，所以医院老是人满为患。

　　总而言之，不管大家有怎样的观念，肯不肯在身体没有任何症状的时候去调养，都需要记住一个道理：先天基础好的，要巩固保持；先天基础不好的，更要努力去打造更好的体质。明天身体好不好、容颜美不美，全看你今天怎么做。这个道理，大家明白得越早越好，行动得越早越好。

5. 身体养好，气色就好，病就不找

很多人可能觉得"身体养好"是句空话，反正平时都没病没痛的，身体好不好，好像也没什么差别。真是这样吗？大家自己想想看，你是不是比别人更容易感冒？是不是来个例假疼得死去活来？是不是涂了多厚的粉都掩盖不了一脸倦容和黑眼圈？

女同胞们应该比我体会更深，再好的粉底也没有天生的肤如凝脂来得漂亮，是不是？女人原本就是滋养出来的。当你身体健康的时候，自内而外散发出来的那种生命活力，会让你光彩照人，那种自然而又健康的美丽光芒，挡都挡不住。

前些年，我侄女带她一大学同学来找过我，那姑娘脸上一直长痘痘，倒也不是很多，但是层出不穷，从没断过，满脸痘印。姑娘听说我专攻女科，想让我给她瞧瞧怎么去痘。

我看了看她的舌苔，又黄又腻，舌质发红。把完脉，我调侃她："小小年纪的，你这心火旺、肝火旺、脾胃虚弱，肾气也不足，一个不落，这得是多不爱惜自己的身体啊。"姑娘不服气地辩解，说她自小身体就不好，三天两头感冒，一感冒就鼻涕眼泪一大把，没有半个月别想好。中考、高考都是抱着纸巾

去考试的。意思就是天生体质不好，不怪自己。

甭管怪不怪她自己，这身体都是得调养的。我跟她说："你这痘痘不算严重，可以缓一缓再治，咱们先得调理身体。"姑娘倒也听话，喝了整整一个暑假的中药，每周来一次，我给她调换药方。果然是年轻，调养的效果特别好，一周一个样。暑假结束的时候，她的身体已经调养得差不多了，我说接下来可以治痘痘了。姑娘为难地说要开学了，不方便吃中药。我说那也没关系，既然身体养好了，痘痘慢慢自己会消退的。她的治疗就此宣告结束。

一段时间之后，侄女跟我报告说，姑娘让她向我转达谢意，她不仅不再长痘痘了，而且早晨起来脸庞也不再浮肿，眼睛也明亮了许多，感觉皮肤好得都快让她自恋了。以前多热的天儿都不出汗，现在也会出汗了。而且，换季的时候流感来袭，她居然躲过了一劫。总之就是身体健康了很多，特别感激我。

这种消息是我最乐意听到的，也是所有医生最自豪的事情吧。用你自己的努力去和先天的既成事实对抗，尽自己所能为别人带来健康和幸福，那种成就感和满足感，是一种无与伦比的快乐。当然，我相信那个女孩也一样快乐。

这种快乐，我希望每个人都能体会到。当你身上没有脏腑功能失调、气血不顺、精气不足、阴阳失调的状况存在时，我相信你一定不需要为肤色暗沉、色斑之类的问题担忧，你的身体会更加轻盈，精神也会更加愉悦，整个人也就呈现出更好的生命状态。

> 当你身上没有脏腑功能失调、气血不顺、精气不足、阴阳失调的状况存在时，我相信你一定不需要为肤色暗沉、色斑之类的问题担忧，你的身体会更加轻盈，精神也会更加愉悦，整个人也就呈现出更好的生命状态。

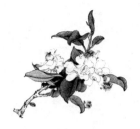

02

Chapter

内养脾胃

/女人脾胃强健，身体不"走样"/

中医历来都十分重视脾胃，认为它是后天之本，是强
壮身体、治疗疾病的重要环节。一个人如果脾胃不好，
结果就是提前衰老、百病丛生。所以沈氏女科非常注
重脾胃的调养，认为"胃气为本"。六百多年来，我
们家传的很多绝招，帮助一代又一代的女性健脾养胃。
在脾胃问题严重的今天，广大女性朋友们，不管你们
更关注健康还是美丽，都应该多关注自己的脾胃。

1. 女人脾虚老得快，毁身材

大家对中医稍有了解的话就应该会发现，中医讲脾不离胃，讲胃不离脾，总是"脾胃"连用。因为在中医看来，脾胃是一个整体概念，包括整个消化系统。要说起胃，估计没有人不知道在哪里，但说起"脾"，估计很多人都不知道它是什么器官，在什么地方，有什么作用。

这也正常。生理卫生知识告诉我们，我们吃的食物会进到胃里，初步消化以后交给小肠，跟脾有什么关系？这一点，需要先澄清一下，因为中西医对脾的界定有本质差异，我们不能混为一谈。

在西医看来，脾是重要的淋巴器官，在胃左侧与膈之间。但是在中医这里，脾没有具体位置，也没有具体形状，也就是说，它是一个抽象化的脏器，你看不到它的存在。所以，大家不知道脾是什么很正常，但如果你因此认为它不重要，那可就大错特错了。

在中医看来，脾主水谷运化，它跟胃互为表里，是后天之本、气血生化之源，所以有"脾统血"的说法。一旦脾虚，会有什么后果呢？基本上会有饮食减少、大便溏薄，容易腹泻、神倦乏力、气短懒言、语言低微、痰多质稠等症状。这个后果看起来不大严重是吧？是的，脾虚所带来的问题是大家最容易忽略的，就因为其看起来似乎不严重。

但是对广大女性朋友来说，脾虚的后果可是很严重的，因为它会让你老得快。为什么呢？《素问·痿论》告诉我们："脾主身之肌肉。"肌肉的营养靠脾运化水谷精微而得到，如果脾气健运，那么肌肉就会丰盈而有活力，如果脾气虚弱，肌肉和皮肤肯定受影响。小孩子脾虚的时候为什么会流口水呢？因为"脾不束肌"，嘴唇的肌肉没有力量，就是这个道理。

> 肌肉的营养靠脾运化水谷精微而得到，如果脾气健运，那么肌肉就会丰盈而有活力，如果脾气虚弱，肌肉和皮肤肯定受影响。

对于女性朋友来说，皮肤松弛这种现象，大家都如临大敌吧？正是因为肌肉失去弹性、皮肤失去光泽，这两点直接导致女人变成了"黄脸婆"，并且从前凸后翘变得前后都下垂。为了避免这些情况出现，很多女人花了很多钱去美容、塑身，但这仅仅是外修，取得的效果是暂时的。内养才是根本，这些衰老的表现，问题出在脾气上，是脾气虚了。

由于脾主肌肉，它的功能失调时，不仅仅会让你身材走样，更会让你肌肉不再那么有力，于是你走起路来，就不会像十七八岁的小姑娘那样步履轻盈，而是开始呈现出疲态、老态。

所以，不管是为了身体曲线还是为了身体健康，你都得关注自己的脾气有没有虚。想让自己的线条紧致、气色红润，你得保持脾气强健。

2. 脾胃不和，多是饮食不当的错

在谈这个问题之前，我们先来看看什么是脾胃不和。脾脏和胃腑是互为表里的，胃主纳食，脾主运化，共同完成消化过程。虽然它们俩关系密切，配合默契，但是性格可不一样。胃气主降，使得被我们初步消化的食物及其糟粕得以下行；而脾气主升，把饮食中的精华营养运送到全身；胃喜润恶燥，脾却相反，它喜燥恶湿。

在正常情况下，脾与胃的这种纳与化、升与降、润与燥，是相辅相成对立统一的。一旦脾强胃弱，或者胃强脾弱，这个纳食和消化过程配合得不好，不和谐了，就会出现胃胀或者腹泻等症状。所有由这个原因导致的症状，都可以称为脾胃不和。

总的来说，脾胃不和最典型的症状是吃东西没胃口、吃完之后又腹胀，其他还

> 一般来说，凡食欲不振、大便溏泄、腹胀等，或多或少都跟脾胃不和有关。

有胃痛、呕吐、嗳气、泄泻、便秘等症状。总而言之，一般来说，凡食欲不振、大便溏泄、腹胀等，或多或少都跟脾胃不和有关。

脾胃不和有什么严重后果呢？看起来似乎也不那么严重，是不是？于是，很多女性明知道自己脾胃失和，但是对于没胃口这种现象不仅不在意，反而觉得挺开心的："多好，可以少吃点东西，不用担心发胖了。"至于偶尔出现的胃痛、精神倦怠，她们也不以为然，"十人九胃"嘛，谁还没个胃病啊。有这种想法的女性朋友，我见得太多了。

可是大家想想看，脾胃的主要功能是消化，这对好伙伴不能同心协力工作，直接影响到对营养物质的消化运输，那么身体各个器官就不能得到足够的滋养，时间久了，会有什么后果呢？试着把自己想象成一棵树，如果营养不能运送到每一条枝干，结果会怎样呢？道理是一样的。

那么，到底是什么引起脾胃不和的？原因可以有很多，有先天因素，但大都跟后天的生活习惯有关，尤其是饮食习惯。作为承担消化功能的脏腑，脾胃出现不和的现象，显然跟饮食是有直接关系的。

一般来说，导致脾胃失和的饮食不当，可以分为两个方面：一方面是你吃了什么，另一方面是你是怎么吃的。先说吃了什么，举个例子，胃喜欢温暖的食物，你要是酷爱冰淇淋，那胃可要受罪了，时间长了它可能就会变得虚弱，跟不上脾的节奏和步调。

再说"怎么吃"。胃肯定不想让自己工作量太大，所以它喜欢容易消化的食物，你得细嚼慢咽做个斯文淑女，要是吃东西老是三口两口吞下肚，对不起，胃会不高兴。要是你看到喜欢的食物就停不下来，恨不得吃到十二分饱，那胃肯定也不乐意。

而且，脾胃也喜欢按时按点工作，你要是想啥时候吃东西就啥时候吃，那脾胃就得随时待命，随时准备着为你服务，时间长了它们也会累的。

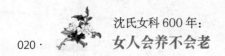

所以，想要脾胃不失和，我们就一定得注意，脾胃喜欢吃什么，你就吃什么，而不是听嘴巴的；脾胃喜欢你怎么吃，你就怎么吃，而不是随心所欲。只要你足够尊重它们、呵护它们，脾胃就不会动不动使小性子了。

> 想要脾胃不失和，我们就一定得注意，脾胃喜欢吃什么，你就吃什么，而不是听嘴巴的；脾胃喜欢你怎么吃，你就怎么吃，而不是随心所欲。

3. 脾气不足，运化差，肥胖生

虽然听说即将要流行微胖，但对于众多女性朋友来说，你们想要的依然是窈窕的身材吧？减肥依然是你们日常生活中的大事吧？那你们通常都是怎么减肥的？是不是有些人不管是节食、健身还是吃药，效果都不明显呢？也许是你们减错方向了。

我接诊过一个姑娘，有一个特别美丽的名字，姓白名云贝，让我记忆非常深刻。姑娘的五官细看也蛮清秀，如果能瘦上三四十斤，应该也是个小美女。只可惜她一米六的身高体重将近一百七十斤，BMI（BMI指数：是指身体质量指数，是用体重公斤数除以身高米数平方得出的数字，是目前国际上常用的衡量人体胖瘦程度以及是否健康的一个标准）指数高达33.2，属于非常肥胖的级别。

一般来说，非常肥胖的人，不管是男性还是女性，关注的都不应该单单是美丽，而是应该关注健康了。并不是因为肥胖容易带来各种富贵病，而是在中医看来，肥胖本身就是一种人体失调现象，大都是脾、肾功能紊乱，导致废物

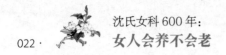
堆积，人变得越来越胖。

那么，为什么脾跟肥胖会有关系呢？作为后天之本，脾胃一旦虚弱，那么气血生化之源不足，一般来说，人都会变得消瘦。可是有一种脾虚的类型，会让人全身发胖，那就是脾虚不运。

> 肥胖本身就是一种人体失调现象，大都是脾、肾功能紊乱，导致废物堆积，人变得越来越胖。

由于脾主运化水湿，如果脾气虚衰，运化的动力也就不足，不管是运送营养还是运送废物的功能都会出现异常，所以导致消化功能下降、代谢异常，人变得肥胖，同时还可能伴随头晕、心悸、神疲、乏力、浮肿、面色差等症状。只是很多人都把这些症状看作胖人固有的特点，所以没往健康方面考虑。

刚才我讲的云贝姑娘，就是典型的脾虚不运，体内水湿运化不畅，所以不管她怎么节食都没用，喝口凉水都会长胖。这种虚胖，可不是体内营养过剩的表现，而是脾胃器官功能不足导致的，所以要想减肥得先健脾益气。

> 这种虚胖，可不是体内营养过剩的表现，而是脾胃器官功能不足导致的，所以要想减肥得先健脾益气。

我跟姑娘说，你不需要吃任何减肥药，也不需要盲目节食，只要把气血循环调理到正常状态，这肥自然就减下去了。所以我给她用了一些藿香、苍术等燥湿、化湿的药，结合砂仁、陈皮等具有发散、行气之功的药调理。同时嘱咐她，饮食多吃些山药、薏米、大枣、扁豆等益气健脾的食物，多敲敲腿部的胆经帮助排出体内堆积的毒素。

半个月之后药吃完了，她跟我抱怨，虽然朋友们说看着她瘦了一点，但她称了称不仅没瘦，还胖了两斤，一定是朋友骗自己。我跟她说这很正常，是你的肌肉变紧实了，气血充盈了，慢慢就会有力量排出代谢垃圾，体重会减下去的。

就这样，两三个月过后，她差不多减掉了一二十斤。我跟她说药不用吃了，但是饮食还要继续注意调养，肯定不能暴饮暴食，日常保健工作继续做，慢慢就会变得越来越苗条了。

所以，如果你也饱受虚胖困扰，不要再做一些无用功折腾身体了，而是应该先弄清楚根本原因，然后对症调理，该健脾就健脾，该祛湿就祛湿，这才是根本之道。

4. 脾胃虚寒，饮食不节过食生冷的恶果

前面我们说过了，女人脾虚老得快，这个脾虚其实是比较宽泛的概念，毁身材的是脾气虚。而这里我们要谈谈脾阳虚。中医说脾胃虚寒，指的其实就是脾阳虚，当然也有人认为还包括胃阳虚，但一般我们会说"脾阳""胃阴"，这里不作学术讨论，还是采用常见的说法。

大家都知道中国传统文化是讲究阴阳的，阴阳本身应该是平衡的，一旦阴盛了，必然意味着阳衰。所以，脾胃阳气虚衰的时候，会伴随着阴寒内盛，于是我们叫它脾胃虚寒。和脾胃虚弱相比，除了有消化不良等症状之外，它还多了一个"寒"的症状，比如说呕吐、怕冷、疼痛等。

所以，脾胃虚寒的女性，一般会有腹胀、腹痛、大便稀溏、四肢浮肿、畏寒喜暖、白带清稀而多、舌淡胖嫩、舌苔白润的症状。而且，在天气变冷的时候，或者吃了冷饮冰品的时候，会引发胃痛，同时伴有寒凉的感觉。这时候，如果抱个暖宝宝或者屋里温度够高，疼痛的症状就会减轻。

通常，脾胃虚寒的女性胃痛的时候，都是绵绵不休、隐隐作痛的。在饿

了、累了、冷了的时候，疼痛会更严重一些。这也就是宋人严用和在《济生方·脾胃虚寒论治》中所说的"方其虚也，虚则生寒，寒则四肢不举，食欲不化，喜噫吞酸，或食即呕吐，或卒食不下，腹痛肠鸣，时自溏泄，四肢沉重，举多思虑，不欲闻人声，梦见饮食不足，脉来沉细软弱者，皆虚寒之候也"。

由于女性属阴，体质本身大都偏寒，所以脾胃虚寒这一现象，在女性身上是很容易出现的。那到底是由于哪些诱因导致的呢？简单来说有两方面，一是由脾胃气虚发展而来，二是因为饮食习惯不规律，过食生冷，损伤了脾阳、胃阳。也就是严用和所说的"若饮食不节，或伤生冷，或思虑过度，冲和失布，因其虚实，由是寒热见焉"。

> 一是由脾胃气虚发展而来，二是因为饮食习惯不规律，过食生冷，损伤了脾阳、胃阳。

现如今大家的生活水平提高了，很多女性又喜爱甜品，一年四季啥时候想吃冰淇淋就吃，想喝冷饮就喝。平时很多食物也是从冰箱里拿出来直接食用。再加上生活节奏快，精神压力大，很多职业女性的饮食都不规律，所以脾胃虚寒的人也就屡见不鲜了。

脾胃虚寒本身就表现出刚才我们讲过的种种症状，而且由于脾胃在中焦，主要作用是运化水谷和水湿，它的虚寒会容易引起身体其他脏腑的不适症状。比如，咳嗽、感冒、肚子疼，或者不明原因的腹痛和关节疼痛等，会让大家的生活质量受到不同程度的影响。

所以，对于这个问题，大家还是要引起重视，如果是先天体质方面的原因，比较难改变，只能慢慢调理。如果是饮食习惯引起的，那就早点做出调整，并且多吃一些健胃、暖胃的食物，让脾胃早日恢复健康。

5. 养好脾胃才是"治未病"的秘诀

中医一向讲究"上工治未病，不治已病"，大家可别以为这"未病"好治，那可是最高境界的医生才能达到的。这跟把一场即将发生的灾难消弭于无形的人，其实比在灾难中力挽狂澜的人更高明是一个道理。不过，要说这"未病"其实也好治，大家只要能把自己的脾胃调养好，差不多也就成功了一大半。

为什么这么说呢？胃就像是一个粮食加工企业，而脾就像是一个物流公司，它会把食物中的营养运送到全身各个器官和组织。我们身体的日常活动，都要依赖脾胃输送的营养物质，所以中医把脾胃称为"后天之本，气血生化之源"，并有"内伤脾胃，百病由生"一说。

可不是嘛！作为"健康"的根，中医所说的脾胃，涵盖了消化系统和部分循环系统的功能。如果人体的消化系统出问题了，当然会影响到心、肝、肺、肾等其他脏器的功能，五脏不调或虚衰，就会引发更多疾病。

正是由于认为脾胃虚损是引起衰老、疾病最主要的因素，所以，明代明医张景岳在《景岳全书》中指出："胃强则强，胃弱则衰，有胃则生，无胃则死，是以养生家必当以脾胃为先。"
胃气我们随后再谈，这里想要强调的是
"养生必以脾胃为先"。脾胃虚弱，不仅
导致脾胃自己生病，而且会连累到其他
脏腑。同理，脾胃强健，也会惠泽其他
器官。

> 脾胃虚弱，不仅导致脾胃自己生病，而且会连累到其他脏腑。同理，脾胃强健，也会惠泽其他器官。

很多老中医都会告诉你，不管多严重的病，只要脾胃还健壮
就有救。为什么呀？脾胃好，根基就还在，哪怕枝干枯了、叶子
掉了，还会再长出来。只可惜，临床上我们见到的患者，大都有
脾胃虚弱的症状。所以，大家平时哪怕对
其他脏腑疏于调养，都不能忽视了脾胃。
脾健则气旺，养脾胃就是养元气，养元气
就是养生命。

> 脾健则气旺，养脾胃就是养元气，养元气就是养生命。

尤其是本身体质就比较弱的姑娘，更要注意补养脾胃。《景
岳全书》告诉我们："盖人自有生以来，唯赖后天以为立命之
本……其有先天所禀原不甚厚者，但知自珍而培以后天，则无不
获寿。"虽然身子骨弱，但知道爱惜身体，并且努力培养后天之
本，依然可以很健康。

就连已经生病的人，不管你生什么病，调养脾胃都是必不可
缺的。为什么医生给你开完药总会叮嘱你要忌口？还不是因为你
吃进肚子里的东西会对身体健康有直接影响。尤其是对于各种慢
性病、久病不愈的患者，调理脾胃、培补后天是非常重要的。

6. 吃对饭，才是养脾胃的关键

既然脾胃如此重要，养好了它们就可以避免百病丛生，那大家一定很关心，这脾胃该怎么养呢？想想你平时是怎么养花的就知道了，不同花草有不同的习性，你不能老给仙人掌浇水，也不能把滴水观音放阳台暴晒，养脾胃也是一样道理，它喜欢什么，你给它什么就好。

毫无疑问，作为"仓廪之官"，养脾胃一定是从饮食开始的。那脾胃最喜欢你吃什么呢？人以水谷为本，胃主受纳水谷，所以养脾胃最好的食物莫过于五谷。大家记住《黄帝内经》中的一句话："五谷为养，五果为助，五畜为益，五菜为充。"意思是说，五谷才是最养身体的，是我们赖以生存的根本。而水果、蔬菜和肉类等也重要，但它们终究是起到辅助作用、发挥补益作用的。

至于脾胃的习性，有一点是共同的，它们都喜欢规律，讨厌刺激。饥一顿饱一顿、暴饮暴食、爱吃生冷刺激食物，这些

> 人以水谷为本，胃主受纳水谷，所以养脾胃最好的食物莫过于五谷。

不健康的饮食习惯，都会让脾胃不堪重负。所以，即便是吃五谷养胃，我们也得用对方式。

除了共同爱好，脾胃也有习性不同的地方。脾喜欢燥，不喜欢湿；胃喜欢温，不喜欢凉。胃喜欢温润的食物，这个应该不必多说了，大家都了解，因为生冷的食物会给胃带来太强的刺激。需要多讲两句的是为什么脾不喜欢湿。

《素问·藏气法时论》中说："脾恶湿，急食苦以燥之。"意思是说，脾不喜欢湿，需要吃一些苦味的食物。然而脾恰恰又是特别容易招惹湿的，因为在五脏与五行的相配中，脾属土，土是特别容易吸水的。所以，湿气一旦进入体内，最容易找上脾。而脾容易吸收湿气，带来的后果就是湿气泛滥，使得水湿内蕴，从而伤害脾阳。因为湿性属水，水属于阴，因此湿是阴邪，容易耗伤人体阳气，脾阳当然是首当其冲的。

俗话说"千寒易去，一湿难除"，为了养护脾脏，我们就得从日常饮食入手，好好"防湿"。其实总结起来也不复杂，大家只要作息规律、饮食有节、少吃生冷食物，多吃一些健脾利湿的食物，尤其是白扁豆、薏苡仁、赤小豆、绿豆等具有健脾作用的五谷，脾胃就不会总找麻烦。

在这里我特别想要提醒大家的一点是，早餐一定要吃，主食一定要吃。这是很多女孩子的通病，为了多睡几分钟或者忙着化妆导致没时间吃早餐，点了或者做了一大桌子菜，就不吃主食，这些做法都是有损脾胃的，时间长了会让脾胃变得虚弱。不管你副食吃得再丰富再有营养，脾胃不好好工作都吸收不好，是不是？所以，五谷一定要吃，主食一定要吃，这是养脾胃的基础。

> 早餐一定要吃，
> 主食一定要吃。

7. 饭前一碗汤，健脾养胃有良方

可能是由于南北方饮食习惯的差异吧，在上海我接触到的女性，个个都煲得一手靓汤，她们家里也都有喝汤的习惯。但是在北京，你明显能感觉到，喜欢喝汤的人少了很多。好不容易见到几个，你一问，老家还都是南方的。

本来饮食习惯是你自己的事，爱不爱喝汤别人都管不着。不过，常言道"饭前喝一汤，胜过良药方"，从养生的角度来考虑，我们还是应该饭前喝点汤的。尤其是女性朋友，选择一些具有特殊补益效果的汤品，不仅对身体好，还能养颜，让你更年轻美丽。

我有一位认识多年的患者梁小姐，其实严格来说不能算是患者，因为她从一开始找我就是为了调养身体，而不是治疗疾病的。她三十来岁，是一家大报社的记者，每天工作很忙，自己跟我说："一睁眼就是线索线索，工作压力太大了，我一定要对身体好点。"所以她隔三岔五就会找我给她把把脉，看看身体有没有什么不适。

按说以她的年龄、工作强度和时不时熬夜的工作性质，身体有各种小毛病都不足为奇。但奇怪的是，她气色很好，而且脏腑功能也都很强，偶尔上火什么的，很快就恢复健康了。我问她是不是平时在养生上下了很多功夫，她笑着说："哪有啊，我天天神经紧绷着，盯着各种风吹草动，您看我像是能悠闲养生的人吗？"

"不过我吃饭倒是尽可能按时按顿地，也不亏待自己。估计也就这一个好习惯了，还是拜我妈妈从小耳提面命所赐。"她停了一下又说，"对了，还有就是我妈是广东人，老爱给我煲点汤喝。"这就不怪了，食材考究、精心熬制的汤，滋补养颜的效果还是非常好的。

平时爱看娱乐新闻的人都知道，女明星们被问及保养秘诀，老是说自己坚持喝汤，这不是没有道理的。人们常说"汤汤水水最养人"，一碗汤就能浓缩五味、补养气血，而且特别好消化吸收。如果能饭前坚持喝一碗热汤，健脾益胃的效果会非常好。

> 如果能饭前坚持喝一碗热汤，健脾益胃的效果会非常好。

之所以让大家饭前喝，是在于一来饭前喝一小碗汤可以唤醒肠胃，让它们做好接受食物的准备；二来饭前喝碗汤，尤其是营养丰富的老火靓汤，暖暖地到了胃里以后，让胃得到很大满足，食欲也就不那么旺盛，可以让人正餐的时候少吃一些食物，这也是符合养生法则的。如果你换成饭后马上喝汤，对营养摄入倒是无碍，但是可能导致你摄入的热量过多，容易发胖。

至于喝什么汤，也是有一些讲究的，首先一定要是有营养的汤，其次一定是热汤，然后就是大家也不能想喝什么就喝什么，得结合身体状况来。比如，初秋干燥的时候，我会推荐有肺热、咳嗽多痰的女性喝虫草煲水鸭汤，它能够补肺益肾、止血化痰。但是，脾胃虚寒的女性就不能喝。

假如想补养脾胃，而且你喜欢甜的，可以选择桂枣山药汤。山药有补脾和胃的功效，桂圆、红枣有益气血、健脾胃的作用，煮好以后口味香甜，很多女性都会喜欢。假如你不喜欢甜食，可以选择胡椒猪肚汤。胡椒性温热，能温中散寒，猪肚有健胃养胃的功效，大冬天的时候来上一碗，可以给肠胃温暖的呵护，整个人都会暖和起来。

> 假如想补养脾胃，而且你喜欢甜的，可以选择桂枣山药汤。

> 假如你不喜欢甜食，可以选择胡椒猪肚汤。

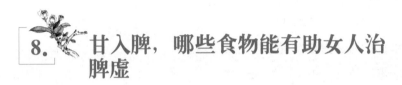

8. 甘入脾，哪些食物能有助女人治脾虚

在我们传统文化中，不仅五行与五脏相配，五味也是与五脏相对应的。《素问·至真要大论》中说："夫五味入胃，各归所喜。故酸先入肝，苦先入心，甘先入脾，辛先入肺，咸先入肾。"五味与五脏是以气归类的，由于甘味缓，跟同样性缓的土气比较接近，所以甘入脾。

大家注意，这并不意味着你就应该天天吃甘甜的食物来补脾胃，这是一个普遍的误区。它的实际意思是脾胃功能不好的人，可以适当多吃点甘的食物。因为脾主甘味，因此脾气虚、脾经弱时，甘味食物可以补益脾胃。正所谓"酸少伤肝，苦少伤心，辛少伤肺，咸少伤肾，甘少伤脾"，甘味少了，可能会伤及脾胃，但也不是说甘味越多越好，凡事都符合过犹不及的道理。

> 脾胃功能不好的人，可以适当多吃点甘的食物。

所以，假如你脾胃很健康，也没有必要多吃甘味食物。当你身上有脾虚症状时，我才会推荐适当多吃一些。遇到脾虚的患者，假如不大严重，我一般都不会推荐她们吃药，而是鼓励她们从一日三餐入手，适当增加一些甘味食物，尤其是要吃足够的主食。

根据我的经验，很多人对什么是"甘味食物"不大了解，它包括甜食，但并不是指所有甜食，而是指自然有甜味的食物，比如红枣、地瓜、玉米、糯米、蜂蜜、南瓜、甜菜、甘蔗、葡萄、甘草、甜橙、红糖等有天然的甜味，它们都是甘味食物。除了这些，甘味食物还包括淡味，就是没什么味道的东西，比如说米、面这些主食淀粉类食物。

> 它包括甜食，但并不是指所有甜食，而是指自然有甜味的食物，比如红枣、地瓜、玉米、糯米、蜂蜜、南瓜、甜菜、甘蔗、葡萄、甘草、甜橙、红糖等有天然的甜味，它们都是甘味食物。除了这些，甘味食物还包括淡味，就是没什么味道的东西，比如说米、面这些主食淀粉类食物。

在所有的甘味食物里，我尤其推崇其中3种，建议广大脾虚的女性朋友可以适量多吃点。

第一种是山药。众所周知，山药温补脾胃的作用很好，而且多吃了也无妨。不过，生山药和熟山药效果不大一样，生的最适合补阴，熟的适合健脾止泻。不过脾胃不大好的人一般不适合吃生冷之物，大家也更接受熟的食物，所以不管是和谷类一起熬粥，还是加排骨、蔬菜做汤，都可以健胃补脾，还能帮女性朋友养颜美容。

第二种是大枣。用《本草备要》中的话来说，大枣可"补中益气，滋脾土，润心肺，调营卫，缓阴血，生津液，悦颜色，通九窍，助十二经，和百药"，那功效相当了不得。它不仅能补中益气、安中养脾，还能补气养血，特别适合女性朋友。我们可以在平日里煮粥的时候加点红枣，或者坚持用保温杯泡水喝。

第三种是莲藕。俗话说"男人不可一日无姜，女人不可三日断藕"，女人属阴，身体宜养，莲藕对女性的补养效果尤其好。而且，生的莲藕可以清热生津，凉血止血。一旦煮熟，就可以补益脾胃，益血生肌。所以，女士们不妨吃点熟藕，既能补脾胃，还能让气色更好。

除了这三种，以上我提到的甘味食物，其实都有助于大家补养脾胃，尤其是春天，更要抓紧时间好好养脾，"春吃甘，脾平安"嘛。

只是，"甘味"还可以细分为"甘温"和"甘凉"，如果阳气不足，要选择"甘温"的食物，比如面粉、糯米、南瓜、莲子、芋头等；如果是阴气不足，则需要"甘凉"的，比如绿豆、丝瓜、冬瓜、白菜、黄瓜等。

另外，如果是脾虚，一般我们需要选择甘温食物帮助升脾阳。如果是胃部有疾病，我们就需要选择甘凉的食物以助其降。这些具体的细节差异，大家还是咨询医生比较好。

9. 常按太白穴，脾虚不用怕

中医推拿按摩的手法，每一个中国人应该都不陌生。这是一种特别神奇的治疗手法，对于治疗某些疾病有着独特的功效。它更是一种有效的保健方法，是一种"治未病"的好方法，可以在疾病出现之前调养脏腑气血，为健康增添一分保障。所以，脾虚的时候，我们当然可以通过推拿按摩来进行调理。如果只让我推荐一个穴位，那一定是太白穴。

我们身上能够健脾的穴位并不少，之所以特别推荐太白穴，在于它是脾经的原穴，健脾补脾的效果比其他穴位都好。这里有一个概念"原穴"，跟大家讲一讲它的含义。这是一类比较特殊的穴位，一共有12个，它们跟脏腑原（元）气关系最密切，所以叫作"原穴"。

> 之所以特别推荐太白穴，在于它是脾经的原穴，健脾补脾的效果比其他穴位都好。

我们人体一共有12条经脉，每条

经脉各自在腕关节或踝关节附近有一个原穴，被称为"十二原穴"。由于原穴是所对应经脉的代表穴位，所以对人体脏腑的健康有重要意义。一方面，脏腑健康出问题了，会通过原穴反映出来；另一方面，我们通过推拿按摩等手法刺激原穴，可以起到消除病痛、调养脏腑的功效。这也就是所谓的"五脏有疾，应出十二原；五脏有疾，当取之十二原"。

由于脾经的原穴是太白穴，大家如果发现自己有脸色发黄、鼻头黯淡、嘴唇没有血色或干燥、睡觉时流口水、腹胀、消化不良、手脚冰凉、舌头两边有齿痕、月经淋漓不尽等症状，都有可能是脾的运化能力差造成的，也就是脾气虚，这时候，不妨多按按太白穴。

除了脾虚的时候之外，大家如果想要调理脾胃的时候，闹肚子、上吐下泻的时候，都不妨请太白穴帮忙。

那这个太白穴到底在什么地方呢？它在脚背上内侧靠边缘的地方，第一跖骨小头后下方凹陷处。找这个穴位的时候，我们可以用手沿着足大趾内侧向下摸，会摸到一个凸起的骨头，下方有个凹陷的地方，那就是太白穴。

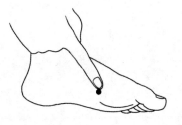

脾虚的朋友们，可以每天按揉太白穴100～300次，或者3～5分钟。需要提醒大家的是，很多女性，尤其是女孩子，她们没手劲儿，矿泉水瓶都拧不开，所以按压的力度很轻，那样效果不会太好。大家按揉的时候，得有一定的力度，要有酸胀

> 脾虚的朋友们，可以每天按揉太白穴100～300次，或者3～5分钟。

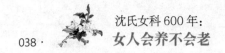
感才好。当然也不能太用力了，感到微微胀痛就可以了。

　　太白穴按起来是比较疼的，而且它在脚上，老去够脚也不是很方便。这里给大家提供一个偷懒的小窍门，是一位聪明的女患者告诉我的。她说自己受到耳穴贴压的启发，晚上看电视或者玩手机的时候，就找两颗大芸豆，用创可贴粘在太白穴的位置上，然后两只脚轮流着按压另一只脚的豆子，时间差不多了就揭下来扔掉。

　　这的确是一个不错的偷懒办法，如果你比较懒或者怕疼，可以考虑尝试一下。当然，如果可以的话，我还是建议大家用大拇指内侧去硌太白穴，因为手指是有温度的，而且力度也可以把握得更好。

10. 养好胃经，脾胃通畅皮肤变靓

如果大家还记得的话，上一章我讲过，《黄帝内经》中说女子"五七阳明脉衰，面始焦，发始堕"，35岁以后的女人开始掉头发、脸变憔悴是因为"阳明脉衰"。这个阳明脉，特指足阳明胃经，它属于胃，络于脾。一旦阳明脉衰，女人会发现自己开始面色发黄、头发枯槁，皮肤也不滋润了。

为什么会这样呢？因为这个足阳明胃经，起于承泣，止于厉兑，从头一直到脚，经过脸面、前胸、颈、腿部、足背部等，每侧45个穴位，左右两侧共90个穴位。所以，脸部和前额都是足阳明胃经的循经部位，脸色不好、嘴唇苍白等现象，都跟它有关。

而且，不管是皮肤还是头发，它们的生长和润泽都需要营养，但相对人体其他脏腑来说，它们的作用不那么重大。所以一旦胃经衰弱、血气虚亏，身体会自动牺牲掉这些最不重要的器官，把营养重点用来保障心脑肾等。最先被放弃的是头发、皮肤，如果胃经继续衰弱，那其他一个个器官

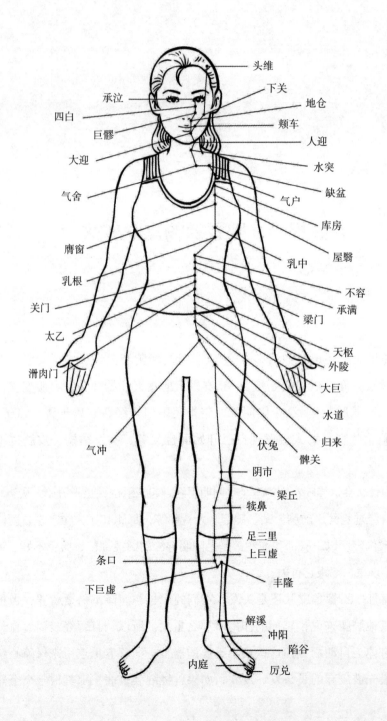

头维
下关
承泣
地仓
四白
颊车
巨髎
人迎
大迎
水突
气舍
缺盆
气户
库房
膺窗
屋翳
乳中
乳根
不容
承满
关门
梁门
太乙
天枢
外陵
滑肉门
大巨
水道
归来
气冲
伏兔
髀关
阴市
梁丘
犊鼻
足三里
条口
上巨虚
下巨虚
丰隆
解溪
冲阳
陷谷
内庭
厉兑

就不得不慢慢被放弃，人的身体状态也就越来越差。

所以，大家一旦发现自己的皮肤、头发有问题，那就是身体发出的警示信号，大家就要关注自己的脾胃了。刚才我们讲过脾了，现在来讲胃。根据《内经》的说法，我们要保养好阳明经，才能防止早衰，避免皮肤和身体出现各种问题。

> 大家一旦发现自己的皮肤、头发有问题，那就是身体发出的警示信号，大家就要关注自己的脾胃了。

这个胃经该怎么保养呢？调理的方法可以是拍打、敲打、捶打、循按等。最常见的是敲胃经。

怎么敲胃经呢？我们可以握空心拳，沿着胃经的循经方向，从锁骨开始，顺着两乳，经过腹部，一直到两下肢正面，最后敲到脚踝。敲打的时候要稍微用点力，一定要敲到小腿胫骨外侧到第二脚趾之间的连线上。

> 我们可以握空心拳，沿着胃经的循经方向，从锁骨开始，顺着两乳，经过腹部，一直到两下肢正面，最后敲到脚踝。

需要注意的是，胃经很长，从头到脚这样一路敲打下来，到了足三里穴之后就要留心了。凡是有痛感的地方，都是穴位，要重点敲，或者按揉，力度以感觉微微酸痛为宜。到了脚背上，也要重点敲敲。大家可以在看电视的时候，手别闲着，敲敲打打，就把身体给调养了。

除了在家里特别放松的时候敲打胃经以外，其实日常生活中大家随时随地都可以养胃经。女士们都有穿高跟鞋的经历吧？高跟鞋踩累了，你会不自觉地勾起脚尖，就是这个动

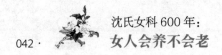
作，保持不动，直到感觉腿部足三里往下有发热的感觉，就可以换另一只脚了。

这样做，可以有效刺激足三里区，对于胃经的通畅是很有好处的。如果你的工作需要整天站着，就可以采用稍息的姿势，然后试着勾脚尖。我跟很多患者讲过这个方法，她们表示真的很好用，开那些无聊的会时，顺便就能调养身体了。

11. 增强胃气，身体开启年轻模式

关于胃气到底有多重要，我父亲沈绍功先生在各种节目、访谈中都讲到过。沈氏女科有三个法宝，第一个就是"开胃口、护胃气"。"开胃口"我们随后再讲，这里先谈谈"护胃气"。

这个胃气到底有多重要呢？《黄帝内经·素问·平人气象论》中讲过："平人之常气禀于胃，胃者，平人之常气也。人无胃气曰逆，逆者死。"还说："人以水谷为本，故人绝水谷则死，脉无胃气亦死。"所以，"有胃气则生，无胃气则亡"，在中医里，这胃气有多重要，大家应该知道了吧？

那什么是胃气呢？后世医家对胃气的内涵论述颇多，众说纷纭，各有理解。有的认为单指胃的功能与特性，有的指元气、卫气、一身之气等。在我看来，胃气是说脾胃共同的生理功能及其精气。

如果胃气充足，那么脉搏气血就会运行正常，全身各个器官都会充满活力。假如胃气不足呢？金朝人李杲在他的著作《脾胃论·脾胃虚实传变论》中是这样说的："若胃气之本弱，饮食自倍，则脾胃之气既伤，而元气亦不能充，

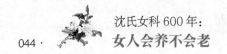

而诸病之所由生也。"简单来说，他的意思就是，如果胃气虚弱，就容易生各种各样的疾病。

对广大爱美的女士来说，增强胃气也是让你们保持年轻的法宝。前面我们讲过，古人认为，女子到了35岁时，胃气开始衰退，于是人也就衰老了。这时候，胃气先天不够，就得后天来凑。所以，30岁以后，大家就得有意识地增强胃气了。

怎么判断自己的胃气呢？我们医生可以诊脉，比如通过切寸脉判断胃气强弱。大家自己判断的话，一来可以看胃口好不好，如果胃口好、食欲旺盛，一般胃气就比较强。另外大家还可以对着镜子看舌头。如果舌体呈现淡红色，舌头上有一层薄薄的白苔，那就说明胃气正常。如果舌体比较苍白而且舌苔很少甚至没有，那就说明胃气比较虚弱。

> 如果胃口好、食欲旺盛，一般胃气就比较强。

> 如果有脾虚的症状，一定要先补脾气，脾气足了，胃气也就自然慢慢地提上来了。

接下来就是大家最关心的了，怎样增强胃气。我这里想讲三点：第一是早餐一定要吃热食，在夜间的阴气未除的时候用食物温暖身体，这样才能保护胃气；第二是平日里可以适当多吃一点开胃的食物补益胃气；第三，如果有脾虚的症状，一定要先补脾气，脾气足了，胃气也就自然慢慢地提上来了。大家如果不太反感中药的味道，平时可以适当喝点四君子汤。成分是人参、白术、茯苓、甘草，益气健脾的功效是有口皆碑的。

　　除了以上3点之外，日常生活中也还是可以食疗的。这里给大家介绍一个适合女性朋友经常服用的食疗方，那就是山药莲子粥。山药不燥不腻，可以健脾补肺、益胃补肾，莲子主治五脏不足，能补脾益胃、养心安神。把它们和大米一起熬粥喝，补益脾胃、延年益寿的功效相当不错。有血虚症状的女性，还可以加点红枣和桂圆。大家可以每周喝上三四次，长期坚持下去，一定会见到效果。

12. 按摩内庭穴，专门去胃火

　　我的患者里面，有很多都是城市白领，或者是工作特别繁忙的管理者、日夜颠倒的媒体工作者等，所以胃火大这个现象是特别常见的。因为她们往往应酬比较多，在外面就餐的次数，远远多于在家吃饭的次数。在外面吃饭，难免膏粱厚味吃得多，如果再加上喝酒助火生热，胃火大也在所难免。

　　其实不仅仅是在外面吃饭，现在大家生活水平高了，餐桌上每顿都有大鱼大肉的人家不在少数，如果你又特别爱吃辛辣食物，那就更容易让胃火旺盛了。胃火旺都有什么危害呢？看起来好像也没什么大危害，但是足以给你带来很多小烦恼。因为胃火大会让你胃酸、便秘、口臭。一般来说，只要你同时存在这几个问题，就可以肯定是有胃火了。

> 胃火大会让你胃酸、便秘、口臭。一般来说，只要你同时存在这几个问题，就可以肯定是有胃火了。

　　胃火大了怎么办呢？中医调节胃火会遵循清热、清滞的原则，我们会要求大家节制饮食，少吃火气大的东西，少吃甜腻腻的食物，多吃一些黄绿色蔬菜与时令水果。如有必要，还可以用川莲、灯芯花、莲子芯、麦冬等中药泻胃火。但一般来说，我不主张大家用药，我们可以尽量通过食疗与日常保健的方式来调理。

　　就清胃火来说，最好用的方法当属按压"内庭"穴。内庭穴是足阳明胃经的荥穴，"荥"字是泉水成小流的意思，之所以叫荥穴，是古人认为，气血在经脉里的运行情况，跟自然界中水流的动向相似。自然界的水流有大有小，气血也是，所以有井穴，有荥穴，这是根据气血大小而分的。

> 就清胃火来说，最好用的方法当属按压"内庭穴"。

　　荥穴有什么特点呢？《难经·六十八难》中指出："荥主身热。"说明荥穴主要应用于发热病症，是热证、上火的克星。所以作为胃经的荥穴，内庭穴清胃泻火、理气止痛的功效是相当不错的。

　　现在我们来看看内庭穴在哪里。"荥"穴大都位于掌指或跖趾关节之前，内庭穴也不例外。它在脚底部位，第二脚趾和第三脚趾之间的缝隙交叉处，还是比较好找的。如果你有胃火，按到这个穴位时是会感觉到疼的，大家不妨试一下。

　　按摩的时候，我们可以用和脚同一侧的拇指指端按住这个穴位，然后稍微用力按压。淑女们要注意

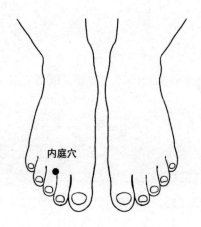

内庭穴

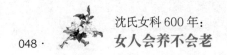

力度别太轻了，当然女汉子也要注意别太重了，有酸胀感即可。可以每侧按压1分钟，每天晚上坚持花2分钟时间按摩，慢慢就会看到去胃火、化积滞的效果。

此外，凡是上火引起的牙疼、头疼、口臭、咽喉肿痛等不适，都可以点揉内庭穴来缓解。当然，大家也不能一边按内庭穴去火，一边吃麻辣烫、水煮鱼火上浇油。饮食上还是要注意多喝水、多吃含水量丰富的凉性水果和蔬菜，各项措施齐头并进，这样才能尽快把胃火降下去。

13. 经常胃胀的女人，调整饮食习惯是前提

在各种胃部疾病中，胃胀气肯定算不上是多严重的。它常见的症状不外乎上腹部有饱胀、压迫感，要说疼吧也算不上，就是有点难受。只有很严重的胃胀气，才会让人感觉恶心、呕吐。于是很多人也不觉得这是什么毛病，不会专程跑去看医生。

所以，很多胃胀气，都是在治疗其他疾病的时候发现的。根据胃胀气的发病原因，想要缓解并且消除这一症状，关键是调整饮食。但在此之前，我想要讲一点。胃胀气很有可能让人连续放屁，很多女士都不好意思讲，哪怕见了医生都不讲。这里我想要叮嘱大家，如果有想排气的感觉，尽量不要憋着。当然在公共场合，你可以选择暂时回避一下人群，找个方便的地方，一定要把气体释放出来，帮肠胃缓解压力。平时也可以准备一些薄荷

> 如果有想排气的感觉，尽量不要憋着。

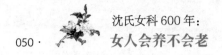

茶、柑橘茶随时喝起来，帮助消除腹部的胀气。

当然，想要不胃胀，根本办法还是要从饮食入手。首先要注意少吃容易产气的食物。比如，含有果糖或是山梨醇的食物或甜点、碳酸饮料等容易产气，如果你已经有胃胀现象，就要少吃点。除了这些之外，豆制品也是特别容易产气的，尤其是太硬的豆子，既不好消化还容易造成胀气。另外，有些人对某种食物特别容易产气或是胀气，比如我有一患者是一喝绿茶就胃胀气，所以，大家还是要根据自己的经历，避开那些自己容易胀气的食物。

其次就是要注意吃东西的时候养成好习惯。规律饮食、定时定量、细嚼慢咽、饮食有节制、少吃生冷食物这些自然不必说，这是任何人都应该养成的好习惯。除了这些之外，容易胃胀的人，还要注意吃饭的时候别总说话，否则会吸入大量空气，从而引起胃胀气。

吃完饭以后，不要马上坐着，更不要让肚子窝着。很多姑娘午饭后喜欢趴在办公桌上小睡一下，要知道，这时候肠胃正在消化食物，你趴在桌上的姿势会影响肠胃工作，所以也比较容易胀气。吃饱之后，稍微走动一下散散步，做些温和轻缓的运动，都有助于消化，避免胀气。

另外，爱嚼口香糖的女士们也要注意了，不要太频繁地嚼。因为咀嚼这个动作，会刺激胃分泌胃酸。大家想想看，胃一直在分泌胃酸，可是又没有食物进到胃

> 身体平躺在床上，膝盖弯曲，用双手环抱住小腿，尽量将大腿贴近肚子。别看这个小动作很简单，它可以有效帮助胃部排气，避免胃胀的出现。

里去消化，这就容易导致胃酸过多，酸水过多，胀气也就随之而来。所以，嚼口香糖也要注意别太久。

　　基本上，只要大家日常生活中多留心上面这些注意事项，轻微的胃胀都会得到缓解。最后再教大家一个小窍门：身体平躺在床上，膝盖弯曲，用双手环抱住小腿，尽量将大腿贴近肚子。别看这个小动作很简单，它可以有效帮助胃部排气，避免胃胀的出现。大家可以每天晚上睡前做两分钟，既能消除胀气又能帮助肠胃消化。

14. 益胃汤，自己做，效果更好

女性朋友们普遍体质偏寒，所以一旦胃不舒服，往往都是脾胃虚寒型。一到冬天，冷风一吹，很多人就会感到胃部难受了，严重的甚至还会有冷痛的感觉。

该怎么办呢？"寒者温之、热者寒之、虚者补之"，脾胃方面的疾病，最关键在于一个"养"字，平时注重调养比吃药要有效多了。而养胃的法子，除了日常饮食之外，又以茶疗、酒疗、汤疗效果为佳。所以，大家如果能在秋冬季节经常喝上一杯热腾腾的养胃饮，就能很好地缓解胃部可能出现的不适。如果是上班族，可以用保温杯装上，带到办公室里喝。

关于养胃饮的方子，古人的医书中俯拾皆是，人参养胃汤、和中养胃汤以及各种针对不同症状的养胃汤，我们都可以找到。不过方子通常都比较复杂，比如《医醇賸义》中介绍的和中养胃汤，方子需要"黄芪2钱，人参1钱，茯苓2钱，白术1钱，甘草4分，当归2钱，料豆4钱，柴胡1钱，薄荷1钱，广皮1钱，砂仁1钱，薏米4钱，大枣2枚，生姜3片"。估计让医院帮你熬药还好，要是给你一张这么复杂的方子，让大家自己去药店买药，然后平时自己煮着喝，一大半人都被吓跑了，你们才懒得去折腾。

所以，这里，我打算给大家介绍一个方便又好用的方子，那就是出自《温病条辨》的益胃汤。它的做法是取北沙参9克、麦冬15克、冰糖3克、细生地黄15克、玉竹（炒香）4.5克，然后加上5杯水，大火烧开之后用小火熬煮，煮到差不多只剩两杯的时候关火，分成两次服用。然后剩下的药渣，可以再煮一次，这次只需要煮出一杯的分量即可。

这个益胃汤，除了冰糖之外只需要四种材料，大家准备起来还是比较方便的，关键是它不仅方便而且好用。北京电视台有一个女主播，年纪轻轻就老胃病了，我推荐她经常喝这个益胃汤，尤其是冬天胃病特别严重的时候。所以她老是随身带着保温杯，冬天就喝这个汤，夏天喝茉莉花茶和大麦茶，现在胃病发作的次数越来越少了。

为什么这个汤效果好呢？它都有什么作用呢？关于这个问题，人们给这个汤编了个顺口溜："益胃汤能养胃阴，冰糖玉竹与沙参，麦冬生地同煎服，甘凉滋润生胃津。"这个顺口溜朗朗上口的，大家一

> 益胃汤能养胃阴，冰糖玉竹与沙参，麦冬生地同煎服，甘凉滋润生胃津。

准儿能记住。正如歌中所说，益胃汤可以养阴益胃，对于胃阴损伤引起的各种病症，都有比较好的疗效。

方子中的生地黄、麦冬，味甘性寒，擅长养阴清热、生津润燥，是甘凉益胃的上品。而北沙参、玉竹可以养阴生津，加强生

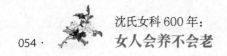

地黄、麦冬益胃养阴的功效。冰糖则能濡养肺胃，调和诸药。它们一起熬成汤饮，真是相得益彰。

　　当然，如果你实在不喜欢中药的味道，而且脾胃方面的毛病不大，也可以选择喝茉莉花茶、桂圆松子仁汤、木香乌麦饮、桂花茶、红茶、普洱、大麦茶等，它们都有养胃功效，只是侧重点不同。但是需要注意，任何一种益胃饮、养胃茶，我们都要尽量喝温热的，毕竟，保暖是让胃安定舒适的基本条件。

> 任何一种益胃饮、养胃茶，我们都要尽量喝温热的。

15. 三味开胃的妙药，送给胃口差的女人

前面我提到过，沈氏女科有三宝，第一宝就是"开胃口、护胃气"。"无胃气则亡"，刚才跟大家讲了胃气有多重要，那为什么"开胃口"也这么重要呢？不想吃饭难道也是大事儿吗？是的！

明代著名医学家刘纯说过："胃气者，知饥也。"意思是说，胃气就是饥饿感、食欲。旺盛的饥饿感是任何一种生物的生存本能，它是求生的先决条件。假如一个患者胃口很好，那就更好救治。假如患者厌食，说明胃气非常虚衰，救治起来会更麻烦。

所以，这个"开胃口"是非常重要的，再轻的病，没胃口也会加重病情；再重的病，有了胃口就不用怕。因此，沈氏女科有很多开胃的绝招，这里我跟大家分享一些。

第一个就是我们家传的健脾开胃散。做法是，把等量的焦山楂肉、谷芽、麦芽、神曲研成粉末，然后分成若干剂，每剂3克，早晚各一次，服用的时候，用开水冲服就可以了。焦山楂可以消食健胃、行气散瘀；谷芽、麦芽也能消食

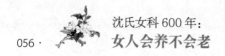

健胃，治疗脘腹胀满；神曲可以健脾和胃、消食化积。四者同用，可以帮助消化，专开胃口。

第一个就是我们家传的健脾开胃散。

第二个是桂心红枣粥。大家可以选用肉桂3克、红枣30克、桂圆10克、山药15克、薏苡仁30克、芡实30克、莲子肉10克、百合10克，把它们全都洗干净一起熬成粥，趁热喝就可以了。薏苡仁、桂圆、百合这些药食两用的食材大家应该都比较熟悉了，比较陌生的要数肉桂和芡实了。肉桂是一味香辛料，同时也是中药，可以补元阳，暖脾胃；芡实可以补脾止泻，除湿止带。这些食材一起煮成的这道粥品，非常适合女性经常食用，它不仅能够补血安神，还可以开胃健脾。

第二个是桂心红枣粥。

第三个是桂花红枣羹。原材料是桂花5克、红枣250克、白糖30克。先把红枣洗干净，用开水泡2小时，捞出控干水。然后锅内加水，放入白糖烧开后撇去浮沫，再把红枣放入锅中，用中火煨熟烂，等到水即将烧干时，加入桂花即可食用。很多女性都喜欢桂花的香味，你们可能不知道，它的药效也相当不错。用桂花泡茶喝或做成糕点，可以温胃、健脾开胃。这道口感香甜的桂花红枣羹，可以补脾和胃，特别适合脾胃气虚、腹胀并且没有食欲的女性服用。

第三个是桂花红枣羹。

除了这三个开胃妙方，还有很多食物都是众所周知的开胃食品，比如山楂、辣椒、橄榄等。一般来说，红色、橙色和黄色食物大都可以增进食欲，大家都可以根据自身实际情况食用。至于开胃的中药，我们沈氏女科常用山楂、薏苡仁、莱菔子、扁豆等，不过药疗不像食疗，需要根据个人体质用药，这里就不多讲了。

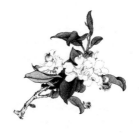

03
Chapter

内养肝胆

/女人以肝为本，肝好气色就好/

大家可能都知道肝脏是重要的解毒器官，但你们可能不
知道，在中医看来，肝主谋略，并且肝藏血，血不养肝
以及精神因素是很多女科疾病的主要病因。因此，沈氏
女科一直认为"女子以肝为本"。在此基础上，我们从滋
补肾水平降肝火、疏肝理气解除肝郁、健脾柔肝补充肝
血三方面对症施治，调养肝脏。肝脏调养好了，女人不
仅会气色好精神好，而且会杜绝很多妇科疾病的病根。

1. 肝主藏血，女人一生都须养肝

第二章我们讲过，脾胃是后天之本，那什么是先天之本呢？
清代著名医家叶天士在《临证指南医案》中告诉我们，"女子以
肝为先天"，女人的先天之本是肝。

女人一生的生理活动跟肝都有密切联系。因为女人属阴，以
血为体为用。月经的时候容易耗伤阴血，妊娠期间虽然停经了但
是需要耗费更多阴血滋养胎儿，分娩的时候要动血失血，生完孩
子还需要阴血上行化为乳汁哺乳婴儿。所
以对女性来说，很多生理活动都有耗血多
的特点，养血就显得尤为关键。而肝"主
藏血"，所以女子的保养应该以肝为先天，
而女人几乎所有的疾病，或多或少都跟肝
有关系。

> "主藏血"，所以女子的
> 保养应该以肝为先天，
> 而女人几乎所有的疾病，
> 或多或少都跟肝有关系。

很多人会问我，为什么肝跟气血有那么大关系。因为大家

知道，气血的化生主要取决于脾胃这个后天之本。而血液循行的动力，则是靠心气的推动，这关肝脏什么事呢？这是因为"肝藏血"。

唐代医学家王冰潜心研究《素问》长达12年，他给"肝藏血"做出的注解是："肝藏血，心行之，人动则血运于诸经，人静则血归于肝脏。"他的意思是说，我们白天活动的时候，血液靠心脏的力量流向全身。可是我们晚上睡觉的时候，血是藏于肝脏中的。所以，采用平躺这个体位的时候，肝血会更加充足。

如果肝脏出现问题，藏血的功能受到影响，就会影响人体的正常活动，同时也会出现血液方面的病变。尤其是女性，肝不好就特别容易得妇科疾病。因为肝脏就如同人体的血库，脾胃化生而来的血液，除了供给全身之外，剩下的都要在肝脏里面储藏。女性的月经，就是其中一部分下注冲脉（血海）而产生的。

所以，一个女人月经量的多少，除了与肾气的盛衰有关外，与肝血的盈亏关系最大。月经对女人有多重要，大家可能多有感触，但了解得并不那么深入，后面的章节我们会讲到。总之大家现在只要记得，如果肝血充盈，女人就能少生妇科病。

> 如果肝血充盈，女人就能少生妇科病。

就是单单从外形来看，也能看出肝脏对女人的影响。大家已经知道了，如果脾胃虚弱，女人会老得快，具体表现有身材走样、面容憔悴、脸色发黄、掉头发等。肝脏有问题虽然对身材影响不大，但同样会影响我们的面色。

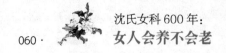

　　一方面，肝在五行里属木，而脾属土，木克土，肝气过剩会克脾胃，自然会让人脸色发黄；另一方面，如果肝气郁结，会让女性脸色暗黄、长出各种斑点。所以，女士们如果发现自己脸色暗黄但同时没有其他脾虚症状，那就有可能是肝脏方面的问题。

　　所以，总而言之，对于一个女人来说，这一生的任何时期，都要密切关注肝脏的保养。不管你现在身体有多健康，都希望你能多了解一下关于肝脏调养的知识。

2. 眼睛干涩，肝血不足惹的祸

　　我有很多患者，是需要经常伏案工作的，以前是盯着各种书籍文件，现在大都是盯着电脑了，于是除了颈肩方面的毛病，眼干、眼涩的问题太常见了。所以老是有人跟我说："沈医生，太可怕了，我连打哈欠都不会流眼泪了，您快给我看看吧。"

　　眼干到这种程度，的确是有点严重了，这说明肝血不足的问题很突出。很多人眼睛干涩会滴眼药水，显然那是治标不治本的做法，没有找对根源。中医认为，人的五官与五脏有一一对应的关系，目对肝、舌对心、口对脾、鼻对肺、耳对肾。"肝藏血，开窍于目"，所以眼病和肝关系最大。

> "肝藏血，开窍于目"，
> 所以眼病和肝关系最大。

　　《黄帝内经》的"五劳所伤"中有一伤是"久视伤血"，这里的"血"，指的就是肝血。如果肝血充足畅旺，眼睛就能得到充分的滋养；如果眼睛过度疲劳，就会过度消耗肝血。也就是说，当你目不转睛、长久过分用眼的时候，受累的可不仅仅是眼睛，还有肝脏。时间久了，当然会影响到肝脏的健康。肝脏不好了，头晕眼干的毛病会更严重。而且，很多眼睛的病变，包括眼睛痒、眼睛红、眼睛肿、眼睛痛、见风流泪、眼睛干涩等，都和肝有关。

想要缓解这些症状，我们得从根源说起。一般来说，眼睛干涩常见的证型可以分为燥邪伤阴、肝血亏虚两种。

> 一般来说，眼睛干涩常见的证型可以分为燥邪伤阴、肝血亏虚两种。

燥邪伤阴型，大多由外邪引起，由于燥邪侵袭，比如秋天气候干燥、冬天北方的暖气等，都会让我们身体的阴精受损，不能滋养眼睛，或者有些姑娘用眼过多，津液耗损过度，都会导致燥邪伤阴。这时候，大家不仅会眼干，还会有唇干、咽干、口干舌燥等症状。这时候我们需要做的是滋阴。

对于这种类型的头晕眼干，建议大家食疗比较好，给大家推荐鸭肉冬瓜汤。需要准备芡实、薏米各50克，荷叶1片剪成小块，陈皮5克，鸭肉500克、猪瘦肉100克洗净切块，冬瓜500克连皮洗净切块。把所有的原材料一起放到砂锅里，加适量清水，先用大火煮开，再用小火煮至鸭肉熟烂，放入盐调味即可。鸭肉可以清热、补益气血，冬瓜清热利尿，芡实可以补脾祛湿，薏米健脾渗湿，清香的荷叶有清心解暑、消风祛湿的功效。它们一起熬制的这道汤，滋阴养肝、健脾利湿的效果比较好。

如果是肝血虚亏引起的干眼，除了眼干之外，还有头晕、耳鸣、腰膝酸软、急躁易怒等肝阴、肾阴不足的症状。这时候，大家可以多吃点紫米、核桃、黑芝麻、枸杞子、桑椹、酸奶、猪肝、蛋黄、虾皮、海带等滋补肝肾的食物。除此之外，给大家推荐一个好用的方子，那就是出自《医宗金鉴》的补肝汤。原材料是当归10克、白芍10克、川芎6克、熟地黄10克、酸枣仁6克、木瓜6克、炙甘草6克。既然是补肝汤，肯定是柔肝，所以要用当归和白芍。而川芎被誉为血中之气药，活血行气的功效很好。这个养肝汤主治肝血不足，所以能够补肝、养筋、明目。大家如果同时有肝阳上亢的症状，可以加上白菊花。

除了药疗、食疗之外，如果大家有眼睛干涩的症状，还要注意别总是用眼过度。如果你因为工作需要必须长时间地用眼，那么建议大家每用眼1小时左右，至少休息5分钟。可以静下心来闭目养神，也可以极目远眺，还可以做个眼保健操，让眼内的气血更通畅。总而言之，对自己多用点心，身体就多一分健康。

3. 肝怕什么？肝怕累，女人的作息很重要

　　胃怕冷，脾怕湿，肝怕什么呢？它怕累，所以需要好好休息。可是白天我们活动的时候，肝必须紧张地工作，为我们服务。只有晚上我们躺下来的时候，它才能歇息。中医讲"卧则血归于肝"，我们躺着的时候，不大活动了，身体各器官对血液的需求量减少，就有一部分血液可以"藏于肝"。所以，如果大家作息习惯好、睡得好，就能让肝脏得到充分休息，这是养肝血最关键的一点。

> "卧则血归于肝"，我们躺着的时候，不大活动了，身体各器官对血液的需求量减少，就有一部分血液可以"藏于肝"。

　　那么，是什么时候睡觉都可以吗？肯定不是的，想要肝血充足，怎么睡大有讲究。首先就是睡眠的时间。肝经对应的是丑时，也就是凌晨1点到3点，这个时候是肝经值班。这一时期，我

们必须处于熟睡状态，让身体消耗的气血最少，让肝脏得到最充足的气血与能量，好让肝更好地解毒、过滤血液中的毒素，然后把处理好的血继续储藏起来。如果这时候你还在活动，就会影响到肝脏的工作。

那我们是不是只要保证凌晨1点之前睡觉就可以了？不是的。因为排在肝经之前的是胆经，也就是说，子时，夜里11点到凌晨1点的时候是胆经当令。大家应该听过一个成语"肝胆相照"，这两个器官的关系也非常密切，它们俩互为表里，跟脾胃的关系差不多。肝主疏泄，胆主通降。一旦胆汁的分泌和排泄出问题，就一定会影响到肝的疏泄。所以，想要养肝，还得养胆。

这也就是为什么大家听到医生的建议，都是让大家最好在晚上11点之前上床，保证11点的时候，你已经躺着了，就是这个道理。

> 大家最好在晚上11点之前上床，保证11点的时候，你已经躺着了

可是，假如你不得不熬夜怎么办？大家现在应该能明白，熬完夜之后的补觉，效果比不上夜间睡眠。可是，就像护士一样，如果由于工作性质不得不熬夜，她们又该怎么做呢？

我有个患者是中央人民广播电台某频道的夜间节目主持人，她每天的节目从晚上11点开始，凌晨1点钟结束。回到家至少两点钟，再洗漱卸妆，上床怎么着也得凌晨3点钟了。所以，虽然长得很清秀，可是我第一次见到她的时候，她面色青灰，看起来特别倦怠，这就是长时间丑时不睡的后果。她自己也知道这种作息时间肯定不好，可是怎么办呢？

我给她的建议是，既然不得不晚睡，那我们只能尽量减少对

身体的伤害。除了凌晨回家之后尽快入睡，并且保证充足的睡眠之外，白天还要注意，只要累了就休息一会儿。肝最怕累，所以休息就是对它最好的调养。尤其是午觉，有条件的话尽量睡会儿。身体是很敏感的，哪怕让它休息一小会儿，再工作起来都会更加精力充沛。

另外，平时还要多注意补肝血。除了根据她的体质开了养肝的方子，还建议她平时多吃一些黑米、高粱、红枣、桂圆、动物肝脏、菠菜等养肝血的食物。

除了睡眠时间，还有个睡姿问题。按说怎么睡是你的自由，但作为医生，建议大家侧睡，这样更有利于养肝造血。因为肝经的位置，在我们身体的两侧，所以不管你朝哪侧睡，都会帮助血归入肝经。如果再考虑到心脏，大家最好右侧卧，因为心脏在胸腔中偏左，所以左侧卧的话，心脏可能会承受比较大压力。如果右侧卧，就能既养肝又养心了。

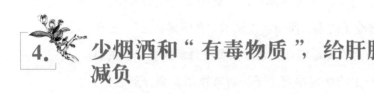

4. 少烟酒和"有毒物质",给肝脏减负

要是打个比方的话,脾胃就像是一个"营养加工厂",而肝脏就像是个大型"垃圾处理器",夜以继日地不停为我们的身体"解毒"。所以,如果想要养肝,就得尽量给肝脏减轻负担,少吃一些需要肝脏花大力气排毒的食物。

烟酒是排在第一位的禁忌。这个年代,为了应酬不得不喝酒的女士为数不少,吸烟的也不在少数,所以我在这里告诫大家,烟酒伤胃又伤肝,能避免的话尽量别沾。

> 烟酒是排在第一位的禁忌。

为什么喝酒特伤肝呢?不管什么酒,都会有含量不同的酒精,酒精进入人体后,只有大约10%被胃消化,剩下的90%都要在肝脏中代谢。大家知道,酒精的主要成分是乙醇,乙醇进入肝细胞后被氧化成乙醛。乙醇和乙醛都会直接刺激、损害肝细胞。

而且，跟男性相比，女性由于体型比较小，体内脂肪含量比较高，所以如果跟男性喝等量的酒，血液中的酒精浓度会更高，所以，女性喝酒更伤肝。

酒伤肝，很多人都有所耳闻，可是烟不是伤肺的吗？怎么也伤肝？很简单，抽烟无疑会让肺最受伤，肺开窍于鼻，与喉相通，烟从鼻喉进来，肺首当其冲，无疑抽烟会让肺最受伤，被尼古丁等有害物质伤害，所以前人说烟"久服则肺焦"。至于肝，作为人体最大的解毒器官，它需要负责分解我们吸收的有毒物质。烟草产生的烟雾中有上千种有害物质，要分解它们，避免它们对身体产生伤害，这都是肝脏的活儿。大家想想，肝脏能不累吗？

除了烟酒之外，对女性来说，还特别需要注意"药"和"化妆品"中的毒素。我们先来说药。常言道，"是药三分毒"，如果说生病了不得不吃药，那还情有可原，而且生病是偶发事件，一年中吃几次药，肝脏还是可以承受的。但很多女性，动不动就爱吃药，不管是治疗便秘的药，还是减肥瘦身的药，甚至还有丰胸的药。要知道，所有这些药，都是需要肝脏分解的。所以，平时生病的时候要按规定剂量或医嘱服药，没病的时候别自己乱吃药。

> 除了烟酒之外，对女性来说，还特别需要注意"药"和"化妆品"中的毒素。

对于女性来说，化妆品也是毒素的一大来源。虽然化妆品我们没有直接吃进肚里，但是涂在皮肤上的各种脂粉，它们的成分会经过皮肤被身体吸收，然后通过血液循环进入肝脏里，还是得靠肝脏分解。大家应该听说过，很多化妆品重金属超标，所以被勒令下架。如果化妆品只是抹在脸上不会伤身体，也就无所谓了是不是？正因为这些重金属会被身体吸收，在分解过程中特别伤肝，所以才危险。尤其是口红和指甲油，大家一定注意不要用劣质的。

除此之外，少吃油腻、辛辣、高脂肪的食物，尽量早点解决便秘问题，睡前少吃夜宵，少吃各种加工食品和方便食品，这些都是给肝脏减负的基本措施，建议大家最好牢记并且在日常生活中坚持遵守。

5. 解毒器官也会中毒，肝脏可能需要帮助

　　肝脏的日常工作是解毒，可是它自己也很容易受到各种毒素的困扰。所以，一方面我们要给它减轻负担，另一方面也得帮助肝脏自身排毒。

　　想要知道你的肝脏有没有"中毒"，我们可以来自测一下。

　　第一，看你的指甲表面是不是有凸起的棱线，或者是向下凹陷。因为中医认为"肝主筋"，指甲属于"筋"的一部分，所以如果有毒素在肝脏蓄积，指甲会发出信号。

　　第二，看你是不是特别容易偏头痛或者长痘痘。脸部两侧和小腹位置，是肝经和胆经的地盘，一旦肝的排毒不畅快或者出现问题，这些部位会最先有反应。

　　第三，看你是否有乳腺增生。体检的时候，医生可能会告诉你，20岁以上的女性，90%都有乳腺增生，所以你不必担心。的确，乳腺增生是普遍现象，但大家不能掉以轻心。因为乳腺属于肝经循行路线上的要塞，一旦肝脏有问题，乳腺增生马上就会出现。尤其是在例假前期，即将排出经血时，乳腺也会

因气血的充盛而变得胀痛，这也是很多女性例假前会出现胸部疼痛的原因。如果疼痛非常剧烈，大家最好调理一下。

> 乳腺属于肝经循行路线上的要塞，一旦肝脏有问题，乳腺增生马上就会出现。

第四，看你是否酒量变小了。肝是非常怕酒的，但你可能不得不喝很多酒。如果一向酒量很大，现在变得越来越容易醉，这就说明肝脏功能下降了，所以不能及时分解酒精。

第五，看脸色是否发青、发黑。中医认为，青色是肝胆之色，肝胆排毒不畅，脸色自然发青。而现代医学认为，如果肝细胞遭到破坏，肝细胞内的铁会流入血管，使血液内铁成分增加，导致脸色发黑。所以，只要脸色呈现黑青，大家要警惕肝脏受损，最好及时去看医生。

如果你身上有上述症状出现，就要想办法让肝脏多休息，帮肝脏解毒。这可是一项系统工程，因为血液一直在流动，肝脏不能关起门来工作，它只能给流动的血液解毒，而流动的血液中永远会有身体代谢的产物，也就永远会有一些毒素，所以这项工作是永不停歇的，肝脏也就一直在忙碌。

不过，其实帮肝脏解毒也并不难，只要你注意日常生活中的一些细节就好。下面我们会讲到的各种养肝护肝的方法，其实都是在帮肝脏排毒、减负。大家可以先判断身上是否有毒素堆积、肝气郁结，抑或肝火大的症状，然后结合自身情况调养肝胆。

6. 怒伤肝，少发脾气是养肝基础

　　人吃五谷杂粮，七情六欲在所难免。可是这情绪，对身体是有直接影响的。就像俄国生理学家巴甫洛夫所说的那样："一切顽固的忧愁和焦虑，足以给疾病大开方便之门。"对于肝脏来说，发怒对它的伤害是很大的，所以少动怒，是养肝的基础。

> 少动怒，是养肝的基础。

　　这是因为，五脏中，肝属木，喜条达，主疏泄。什么意思呢？中医认为，"肝"跟"木"相对应，它跟树木一样，喜欢不被压抑地、特别舒展地生长，所以说"肝喜条达"。肝原本的功能，就是疏通条达，循经下泄的。但是一旦心里不痛快，怒气会让肝气横逆，血气上升，使肝火旺盛，处于亢奋状态。这时候，亢奋的肝气会到处乱跑，这就好比一条沟渠，正在好好地往下流动，突然来了一股外力，让水流离开了水渠四处乱窜，是不是会变成灾难呢？肝气横逆也是同样道理，会伤害身体。

大家应该还记得，肝是藏血的，暴怒之下，血气也就会随着肝气上升，血就会反冲于皮肤，呈现出怒发冲冠、面红耳赤、青筋暴露等种种现象。所以，很多人一生气，脸会憋得通红，那就是气血上逆导致的。

> 很多人一生气，脸会憋得通红，那就是气血上逆导致的。

有一回出诊，跟一女士聊起天，我看她病历年纪不算大，才刚50岁出头，可是已经满头花白头发，面色也不好，脉弦细数，就提醒她多养肝，凡事看开点。结果一提起这茬儿，她开始大吐不快，讲起家里的儿媳妇有多么不孝顺，自己每天如何受气，说着说着她气得手都哆嗦了起来。

我连忙安抚，好不容易总算让她平静了下来。但是她已经在捂着肚子说疼了，我看她按的正是肝的位置。大家想想，这怒气的力量有多大。严重的暴怒，有时还可能造成肝内出血。

怒气除了伤肝之外，还会累及其他器官。很多人生气之后为什么会吃不下饭呢？肝属木，属木的肝就跟树苗一样，一旦肝气不舒，就会横逆，横着长，想怎么长就怎么长，这时候，它就会克脾土了。中医说"肝木横逆克脾土"，就是这个道理。所以一个人情绪不好，生气了，容易吃不下饭，或者气得胃痛，这就是肝气把脾胃给克制住了，会让你吃不下饭。

如果这样说比较抽象的话，我们可以从生理角度来看。肝的主要作用是疏泄，而脾胃主运化腐熟。如果肝的疏泄功能失调，那么脾胃运化精微之气的功能也会受影响，出现运化功能障碍，出现胃痛、恶心、呕吐、痞满、泛酸等症状。中医上说的"肝脾

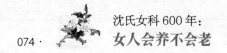
不调"和"肝气犯胃"，指的就是这种情况。肝和脾胃都出问题，身体怎么可能会好呢？

正所谓"气大伤身""大怒伤肝""少怕贪色老怕气"，很多俗谚都在劝我们，尤其是岁数大了的人要多注意调节情志。我相信道理大家都明白，关键在于你是否知道它的严重性，在于你到底有多重视自己的健康，是否愿意真的去做。

7. 肝气郁结的女人，当心色斑和月经不调

暴怒容易导致肝气横逆，有损身体健康，那么，从来不发脾气好不好呢？假如你从来不生气也不发脾气，那没问题。可是，如果生气了一声不吭，什么都憋在心里，那会造成肝气郁结。如果你像林妹妹一样爱生气，就更容易肝气郁结了，这在中年女性身上非常多见。

为什么会肝气郁结呢？《黄帝内经》中是这样给肝定位的："肝者，将军之官也。"大家注意这是一位武官，力量很强、火气十足，喜欢纵横驰骋，无拘无束，这样它的疏泄、升发功能才可以畅行无阻。假如人闷闷不乐，肝气不顺畅，一直被压抑，大家可以想象一下，时间长了它自然就郁结了。所以啊，说女人流眼泪是在排毒，没错，至少可以给肝排毒。

很多女人都爱生闷气，可是《素问·举痛论》告诉我们"百病生于气也"。假如心里有特别不痛快的事情，情志会感到抑郁，气机则会阻滞，也就出现了肝气郁结之证。大家别觉得"肝气郁结就是生生闷气，过一段时间就好了"，闷气过一会儿是好了，可是时间长了，脸上会长黄褐斑，月经不调和妇科病也

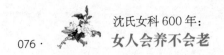
会找上门来。

我去同仁堂王府井中医院出诊的时候，有一位患者定期去找我。她是一家世界五百强的高管，第一次见她的时候，她脸上的妆很精致，可还是能看出有不少色斑。我让她卸掉妆，这样才更方便诊断。她表示特别为难，说自己卸了妆没法见人，已经很久没有素颜示人了。当然她后来还是把妆卸掉了，我一看，气色特别差，脸皮发黄、黑眼圈和眼袋很严重，尤其是脸颊上的斑点，特别刺眼。

我跟她讲，中年女性的黄褐斑，中医称为"肝斑"，它跟肝的关系很密切。它产生的原因大都是肝郁气滞，气滞血瘀致使气血运行不畅。像我这位患者这种类型的

> 中年女性的黄褐斑，中医称为"肝斑"，它跟肝的关系很密切。

女强人，就特别容易肝气郁结长这种斑。因为她们一般比较心高气傲，做事情雷厉风行、干劲儿十足，精神压力比较大，也比较爱发脾气。时间长了，郁久化火，灼伤阴血，导致脸部血液运行不畅，气血不和就容易让代谢废物沉积下来，形成色斑。

不仅如此，导致色斑的原因同时也会让月经受阻，气滞血瘀，冲任不调，就会导致月经不调或者行经期的时候腹痛。所以，这些色斑不是美白产品可以解决的，我们得疏肝解郁。

像这位患者一样工作特别忙的人，除了容易肝气郁结，一般胃也不大好，所以我给她推荐左金丸。这是个疏肝和胃的方子，只需要用到黄连、吴茱萸这两味药。它出自《丹溪心法》——金元四大医家之一朱震亨的代表著作。这个方子虽然简单，但是对于肝胃不和的疗效很好。如果大家既有肝气郁结的症状，同时还

有胃不和的表现，就可以用这个方子。

　　这个左金丸在很多地方都可以买到，是一味中成药，我们买回来以后温水吞服就可以。这个方子里的黄连能够清热燥湿、泻火解毒、清心除烦，吴茱萸可以温中散寒、下气止痛、降逆止呕。用黄连的苦寒，来泻肝经横逆之火，用以和胃降逆；而用吴茱萸的辛热，引热下行，开郁散结。二者共用，可以清肝和胃。

　　可能是由于中年人承受的压力普遍都比较大吧，所以中医有一个说法叫少年治肾，中年调肝，晚年健脾。中年女士们一

> 少年治肾，中年调肝，晚年健脾。

定要注意，如果不想出现"花猫脸"，不想每次来例假的时候都腹痛，不想在未来遭遇一种又一种妇科病，就得早点行动起来，一方面好好调养肝脏，另一方面也要注意情志调节，尽量不要生气，不管是大发脾气还是生闷气，肝脏都会很受伤。

8. 三个养肝锦囊，肝好全身都好

　　基本上，假如大家身体状况尚可，可以通过食疗或者按摩保健解决的问题，我都不会推荐大家服药。但是假如大家真的需要用药调理身体的话，我们也不能排斥药疗。这里我给大家三个养肝小锦囊，它们分别针对不同的症状，方子也比较简单，适合大家日常调理服用。

　　第一个是养肝散。这是我们家传的小秘方，养肝效果相当好。它需要准备的药材是当归、白芍、柴胡、白扁豆。这四种药材，选择等量，也就是说，假如你当

> 第一个是养肝散。这是我们家传的小秘方，养肝效果相当好。

归选了10克，那么白芍、柴胡、白扁豆也要10克，它们几个要1∶1∶1∶1等份。

　　药材准备好之后，把白芍折成小片，当归剪成小片，柴胡放入粉碎机打成粉，然后白扁豆、白芍、当归分别打成粉。把

这四种粉末用小汤匙混合均匀，用瓶子装好。然后每晚睡前取粉3克，倒入小碗里，冲点开水送服。如果嫌口感不好，也可以加点蜂蜜调匀了喝。大家如果没条件打成粉，可以把这几味药材直接煮成水。

这个养肝散，可以很好地柔肝健脾、行气补血。其中的当归具有补血活血、调经止痛、润肠通便的功效，而白芍具有健脾益气、燥湿利水的功效。柴胡是常用的解表药，有和解表里、疏肝理气、疏肝升阳的功效。至于白扁豆，李时珍称"其性温平，得乎中和，脾之谷也"，健脾胃的功效很好。它特别适合女性日常养肝服用，尤其是30岁以后的女士，不妨准备上一些，每天睡前服用一点。

第二个是菊芹粥，这是我父亲沈绍功教授通过多年研究精心配制的。这款养肝药膳很好做，大家平时在家里可以很方便地尝试。它的做法是这样的：用白菊花15克、连根芹菜30克一起煎水。煎好之后，用这个水和绿豆30克、薏米150克、去皮荸荠20克一起煮粥，煮好以后，一天之内分两次食用。它可以很好地降压养肝、利湿宁神。特别注意的是，沈氏女科养肝需要忌甜，大家不要在里面放糖。

第二个是菊芹粥，这是我父亲沈绍功教授通过多年研究精心配制的。

第三个是四逆散，作用是疏肝理气。假如女子有月经不调、乳房胀痛、痛经等现象，就可以用这个方子。它出自《伤寒杂病论》，需要用到柴胡、炙甘草、枳实、芍药四种药物。具体做法是柴胡、芍药、枳实、炙甘草各6克，然后加适量水煎服。

第三个是四逆散，作用是疏肝理气。

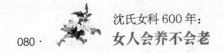

一天两次，每次一升，温热服用。

　　中医治疗肝气郁结的常用药物有柴胡、白芍、枳壳、香附、郁金、元胡、陈皮等，这道方子里用的这几味药物，疏肝解郁的效果都不错。这个方子在临床上很常用，女性朋友们需要疏肝理气时，也可以自己服用。

　　这些小验方都是临床上特别常见，也很常用的，安全性和药效也都经过了考验，大家日常调理可以尝试。但如果症状已经比较明显，还是交给医生来帮你比较好。

9. 疏理肝气，吃这些食物最有效

肝作为风木之脏，其性情是极为刚强的，喜欢条达舒畅。所以，对肝气的调养，主要以疏理为主。而在各种调养方式中，首推的还是食疗，原本药食就不分家嘛。下面我们就来看看吃哪些食物可以有效地疏肝理气。

第一种是酸味食品。大家还记得"甘入脾"吗？和肝相应的是酸，"酸入肝"，所以像山楂、橘子、葡萄、猕猴桃、五味子、乌梅、白芍、醋等酸味食物或药物可以养肝。它们能通过滋肝阴，养肝血，达到柔肝、调肝的功效。

> "酸入肝"，所以像是山楂、橘子、葡萄、猕猴桃、五味子、乌梅、白芍、醋等酸味食物或药物可以养肝。

不过，这酸味食物也不是一年四季都可以多吃的。春天肝气旺盛的时候，再多吃酸味食物，可能会火上浇油使得肝气过盛，那就会损伤脾胃了，所以春天不能吃太多酸。那什么时候能多吃呢？秋天。秋天万物收敛，燥气重，肺经当令，肺属金，金克木，所以这时候应该"减辛增酸，以养肝气"。而秋天当季的水果很多也是酸的，比如橘子、山楂等，都可以很好地滋阴润燥，是首选的养肝食物。

当然，这里的多与少是相对而言的，大家也不能过量食用。就拿山楂来说吧，它擅长顺气活血、健脾开胃、化食消积、行气散瘀。但是，假如你原本胃酸就比较多，肯定不能多吃这么酸的食物。如果是孕妇，更不能吃山楂，因为山楂有促进子宫收缩的作用，孕妇山楂吃多了有可能引发流产。而且，假如你有气郁症状，也不能过量食酸，因为酸涩的食物会阻滞气机，造成气滞。所以，任何一种食物，不管对身体有多好，大家也一定注意适量。

第二种是白萝卜。白萝卜是疏肝理气的上佳选择。它营养丰富，被《本草纲目》称为"蔬中最有利者"。《本草纲目》还说白萝卜可以"宽中化积滞，下气化痰浊"，除了可以促进消化、增强食欲、加快胃肠蠕动外，还能健脾顺气、疏肝活血、疏理肝气。白萝卜的做法有很多，这里给大家推荐两种常见的简单吃法，一个是凉拌白萝卜丝，清清爽爽解油腻；一个是素炒萝卜丝，清新爽口疏肝气。

> 白萝卜是疏肝理气的上佳选择。

第三种是枸杞子。枸杞子俗称"明眼子"。历代医家治疗肝血不足引起的眼睛昏花和夜盲症，常常会用枸杞子，它明目的功效毋庸置疑。而现代医学证明，枸杞子里的枸杞多糖对肝损伤有修复作用，

> 枸杞子有保护肝脏、滋养肝血的功效。

它能恢复肝细胞的功能，并促进肝细胞的再生。所以，枸杞子有保护肝脏、滋养肝血的功效。大家平时可以用枸杞子煮粥喝，也可以直接泡水喝。只是需要注意别过量了，它毕竟是滋养品，成年人每天不能超过20克，否则很可能上火。

另外，世界卫生组织向公众推荐了著名的7种"爱肝食物"，分别是白薯、玉米、海带、苹果、牛奶、洋葱、冬瓜。大家也不妨一试。

10. 绿色食物最养肝，多吃蔬菜眼睛亮

前面我们讲过，红色、黄色的食物最开胃，那什么颜色的食物最养肝呢？毫无疑问是绿色。每个脏腑偏爱的颜色各不相同。《灵枢·五色》告诉我们："青为肝、赤为心、白为肺、黄为脾、黑为肾。"肝是喜欢青色的，"青色入肝经"，所以绿色的食物可以通达肝气，起到很好的疏肝、解郁、缓解情绪的作用。

> "青色入肝经"，所以绿色的食物可以通达肝气，起到很好的疏肝、解郁、缓解情绪的作用。

所以，日常生活中，我们多吃些青色或绿色的食物，能起到养肝护肝的作用，比如西蓝花、菠菜、小油菜、莜麦菜、空心菜、木耳菜等各种绿色蔬菜。绿色的水果也有同样功效，比如青苹果。值得一提的是，青色的橘子或柠檬，我们可以连皮做成青橘果汁或是青柠檬水，直接饮用，既是绿色的，又是酸的，养肝效果相当好。

基本上各种绿色食物养肝的效果都不错，但这里我还是打算重点讲讲下面3种。

第一个是菠菜。多吃菠菜可以让眼睛更亮。中医认为菠菜性甘凉，能够滋阴平肝、助消化、清理肠胃热毒，对肝气不舒并发胃病有很好的食疗效果。而国外的研究成果表明，菠菜是叶黄素的最佳来源之一，而叶黄素对于预防眼睛衰老导致的"视网膜黄斑变性"、白内障十分有效。可见，多吃菠菜确实对眼睛好。大家如果头痛目眩，可以把菠菜用开水焯了以后，用麻油和盐凉拌着吃；如果两眼干涩，可以做菠菜养肝汤，只需要取鲜菠菜、羊肝各500克，水烧开后放入羊肝，稍后再放入菠菜，然后加入适量盐、麻油起锅即可，可以养肝明目。

第二个是荠菜。眼睛容易干涩的人，春天可以多吃点荠菜。民间素有"农历三月三，荠菜赛灵丹"的说法，它不仅味道鲜美，食疗效果也相当好。《名医别录》和《日用本草》中说荠菜"凉肝明目"，它能清热止血、清肝明目、利尿消肿。所以下一个春天的时候，大家别忘了荠菜。它的做法很多，可以炒，也可以煮，还可以炖，还可以做饺子馅，味道都鲜嫩可口。不过，由于荠菜性凉，脾胃虚寒的女性最好别多吃。

第三个是绿豆。它可以解百毒，所以能保护肝脏。如果把绿豆跟甘草一起煮成绿豆甘草茶，效果就更好了。绿豆可以清热解毒，甘草也不甘示弱，它也可以"解诸毒""调百药"，两者一起煮汤，可以让解毒功效大大增强，从而减轻肝脏负担。做法是先将400克绿豆用水泡软，然后倒入锅中，并加入2000毫升清水，再放入100克甘草熬煮至绿豆熟烂即可。这是一个人的分量，可以每周喝上两三次。如果是脾胃虚寒的女性，可以多煮一会，或者加一点陈皮帮助减轻寒性。这是一个中医常用的解毒方，安全性非常好，不过月经期间的女子不建议服用，否则容易损伤脾胃。

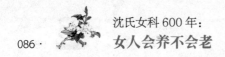
除了绿色食物之外，多看看绿色植物也能养肝。很多人应该也有感受，心情郁闷的时候，去有绿色植物的地方，比如公园里、花丛中、森林里走走，心情会变得畅快起来，那就是因为肝气顺畅了，所以心情当然好起来了。

> 除了绿色食物之外，多看看绿色植物也能养肝。

而且，大家想想看，眼科医生是不是会建议你，眼睛疲劳的时候，往远处看看绿色植物能护眼？我也常常建议那些需要整天盯着电脑的办公一族，把窗口颜色设置成淡淡的苹果绿，会比白色更能保护眼睛。

11. 玫瑰花疏肝，让女人气色好不痛经

都说女人如花，这女人跟花还真是有不解之缘，不同的花茶有不同的功效。比如，茉莉花能养脾胃，百合花可以润肺，菊花可以养肝明目，桂花可以滋阴补肾，藏红花排毒养颜，等等。那么，最能疏肝理气、解决肝郁问题的是什么呢？是玫瑰花，它堪称养肝养颜第一茶。

古人对玫瑰花的药用价值早有认识。《本草纲目拾遗》中说它能够和血、行血、理气。著有《沈氏女科辑要笺正》的张山雷，在他的另一本著作《本草正义》中说："玫瑰花，清而不浊，和而不猛，柔肝醒胃，疏气活血，宣通窒滞而绝无辛温刚燥之弊，断推气分药之中，最有捷效而最驯良，芳香诸品，殆无其匹。"对它真是不吝溢美之词。

而现代营养学也发现，玫瑰花中含有300多种化学成分，包括芳香的醇、醛、脂肪酸、酚和含香精的油和脂，所以能够柔肝醒胃、舒气活血、美容养颜。很多女性喝玫瑰花茶都是冲着美容养颜去的，的确，经常喝玫瑰花茶可以帮助皮肤美白、祛斑，还有丰胸调经、消脂减肥、治疗口臭的功效。但大家往

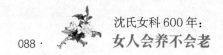

往忽视了它调理身体的效果，而它美容养颜的外在功效，正是因为它能养身体所以才有的。

玫瑰花最显著的药效就是疏肝解郁、调理气血了。玫瑰花茶的味道清香幽雅，能令人缓和情绪、舒解抑郁，并且能活血散瘀和调经止痛，几乎适用于从青春期

> 玫瑰花最显著的药效就是疏肝解郁、调理气血了。

到更年期的所有女性。经常喝一些玫瑰花茶，可以通过温养心肝血脉，舒发体内郁气，达到改善月经不调、闭经痛经等问题的效果，而且对乳腺增生症状的缓解也大有好处。

前面我们讲过肝不好容易长斑，玫瑰花可以调理气血，所以也就能改善肤色暗沉或脸上长斑、长痘的症状。气血正常了，与月经有关的各种问题也就得到改善了。

我们可以每天用干玫瑰花5克泡水喝，第一遍最好泡半分钟左右倒掉，这是洗茶，从第二遍起开始喝，每天坚持。尤其是月经不调、脸色黯淡、痛经的女性，更应该经常喝一点。不过，也不是人人都适合喝玫瑰花茶的，孕妇就不能喝。因为玫瑰花有收敛和活血的作用，可能会给胎儿带来危害。而且，由于玫瑰花活血散瘀的作用比较强，月经量过多的女性，经期就最好不要喝了。还有胃寒、腹泻、阴虚火旺或实热的女性，也不能多喝。

除了玫瑰花，月季花、绿萼梅都是不错的选择，适合容易心情不好、压力大的女士饮用，还可以放点冰糖减少涩味，让口感更好。这三种可以单独喝，也可以一起喝。如果心情郁结、食欲欠佳，可以加一点炒麦芽；如果因为肝郁导致睡眠不好，大家还可以加一点合欢花。需要注意的是，玫瑰花最好不要跟任何茶叶一起泡，因为茶叶中含有大量鞣酸，会影响到玫瑰花舒肝解郁的功效。

12. 睡前做个运动泡泡脚，养肝安神去疲劳

　　养肝也是需要运动的，运动能让全身各个器官都受益，每天哪怕运动10分钟，都能让肝脏在更好的状态下工作。对于一个身体健康的成年人，一般来说每天快走30分钟，或者慢跑15分钟，都是非常好的锻炼方式。尤其是已经有了脂肪肝的朋友，可以坚持晚饭后1个小时快走，走上1个小时，能够很好地改善脂肪肝的病情。

　　假如大家只是日常保健，对于女性来说，还有一项非常好的运动可以帮大家养肝，那就是瑜伽。瑜伽是修养身心的运动，也是顶级的排毒运动，它可以通过把压力施加到肝脏等器官上，改善器官的紧张状态，加快其血液循环，促进它们排毒。而且，瑜伽并不像其他运动那样剧烈，而是更加静、柔，符合女性"阴"的特点，所

> 瑜伽并不像其他运动那样剧烈，而是更加静、柔，符合女性"阴"的特点，所以特别适合大家作为养肝运动。

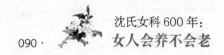

以特别适合大家作为养肝运动。

一般来说，一天中的任何时候，只要你在空腹状态都可以做瑜伽。也就是说，饭后3小时之内是不适合做的。所以，如果有条件的话，凌晨4~6点钟才是练习瑜伽的最佳时刻。但我估计大家很少有人能那么早起，而且白天工作也比较忙，所以我们可以在睡前练习。当然，睡前也要保证是空腹状态。

练过瑜伽的人都知道，瑜伽有各种各样的姿势，其中有两类养肝的效果比较好：一类是跪着、上半身往后弯曲的姿势，一类是躺着，上半身抬起的姿势，比如船式等。大家可以根据自身情况选择两三个，每天做上十几组，可以很好地加速新陈代谢，排除体内废物。

我的很多患者其实自己本来也练瑜伽，只是经常三天打渔两天晒网，而且她们的目的往往是减肥、塑身，并没有调养脏腑的意识。我就会指导她们，可以根据身体状况选取一些能够治疗疾病、减缓疲劳、调节内分泌的姿势。能够坚持练习的，反响效果都不错。

除了练会儿瑜伽之外，睡前再泡个脚，效果就更好了，这会有利于我们更快入睡，还能在休息时让肝脏更好地进行排毒、解毒。长期坚持用40~50℃的水泡脚，水量最好能没过脚踝，可以疏通经络、平肝熄风、益肾调便、通窍醒脑、养心安神，功效实在不少。尤其是手脚冰凉的女性，更应该坚持热水泡脚，改善自己的气血循环状况。

泡完脚之后，如果可以喝一小杯温水，能够更好地促进新陈

> 除了练会儿瑜伽之外，睡前再泡个脚，效果就更好了。

代谢。要是能喝上一杯菊花或者枸杞泡的温水，清肝、养肝的效果就更好了。

　　另外，如果是上班族，我还会给大家推荐早上泡脚。早上大家时间紧，只需要抽出5～10分钟时间就可以。泡脚的同时用双手按摩一下脚底、脚趾间隙。这样做的好处是什么呢？因为晚上睡觉的时候大家老是保持同一个姿势，血液循环不畅，尤其是气血不足的女性。早上泡个脚，可以促进血液循环，让整个人更加神清气爽地开始一天的工作。

13. 肝火大伤身，按摩大敦穴缓解焦躁

　　"上火"这种症状大家应该都不陌生，也都没少经历过。可是你们有没有深究过上火是怎么回事，到底是什么引起的上火？上火是中医用来形容身体某些热性症状的术语，它其实是阴阳失衡的结果。所以，如果胃腑阴阳失衡，就会有胃火；肝脏阴阳失衡，就会有肝火。

　　严格来说，火大不算严重的疾病，如果我们能作息规律、饮食合理，慢慢自己会降下去。但是，任由它肆虐也是不合适的。就拿肝火旺来说吧，肝属木，树木要成长肯定缺不了水，所以养肝需要滋阴。肝火大肯定会燥热，会耗费阴液，就很容易阴虚。肝阴不足就会让人头晕耳鸣、两眼干涩、皮肤出油、起痘、口燥咽干、五心烦热，而且还会面色黯

> 养肝需要滋阴。肝火大肯定会燥热，会耗费阴液，就很容易阴虚。

淡，甚至影响内分泌系统。

林女士是我的一位患者，她是一家大型超市的主管，同事和下属大都是女性，平日里是非挺多的。而林女士作为中层领导，平日里得罪人的事儿也没少干，她自己又是个心思重的人，经常会因为一些难听的话心情不好，所以烦心事特别多。本来挺活泼开朗的一个人，变得越来越暴躁易怒，工作的时候还能努力忍耐，回到家就爆发了，看什么都不顺眼，老是冲着老公和儿子发脾气，还总觉得胸口闷得慌。

后来老公劝她去看看医生，她这才找到我。她脸上色斑很明显，烦躁易怒，再加上口干口苦的症状，这就是典型的肝火旺。由于情志过激而引发肝火，肝火上炎到头面部所以会口干口苦。如果这肝火不能及时平息，还会灼伤阴血，对肝脏和其他器官都会造成伤害。

我给她的建议是，可以经常按按大敦穴去肝火。大敦穴是肝经上的第一个穴位，它在大脚趾内侧的指甲缝旁边。它是一个井穴，井穴是一个泻火的点。而"井"是源头的意思，它就像是肝经经脉流的源泉。找这个穴位的时候，我们可以正坐或者仰卧，它大约在大拇指内侧甲根边缘2毫米的地方。

> 可以经常按按大敦穴去肝火。

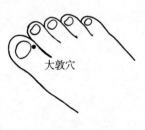

找到以后，我们用力强压7~8秒钟，然后缓缓吐气，每天晚上睡前按上十几次就可以。这个手法可以让人缓解焦躁情绪，帮助疏肝理气。由于按这个穴位见效很快，如果你早晨醒

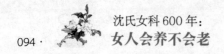
来身体倦怠，一点精神也没有，那就可以试试按压大敦穴，帮你更加神清气爽。

除了按摩，还可以刮痧，常选择的有肝俞、太冲、血海、足三里。这些经络穴位，都可以通经活络，改善气血循环，起到疏肝理气，活血化瘀的作用。所以，有色斑或者容易烦躁生气、压力比较大的女性，不妨尝试一下。

14. 按揉肝经，女人的老寒腿不见了

很多人总觉得"老寒腿"是老人的专利，所以年轻女性压根不觉得这跟自己有什么关系。的确，这本来是一种老年病，但现在年轻患者越来越多。假如冬天不注意保暖，老寒腿一样会找上你。尤其是那些寒冬腊月只穿一双丝袜轻装上阵的姑娘们，要风度不要温度的后果就是，你的腿会变得跟天气预报一样，只要气温一降，膝盖就会用疼痛的方式向你报告。于是，年纪轻轻，你就患上了"老寒腿"。

有一次我跟父亲一起去东北参加活动，一个高挑漂亮的女士问我，前一阵子她的膝盖疼，那种刀割般的钻心痛楚让她想掉眼泪，就去看医生了。医生说她是不重视膝盖保暖，得了"老寒腿"。她不大相信，说自己也就三十刚出头，怎么就患了"老寒腿"。

东北的气温大家知道，虽然只是深秋，但温度已经相当低了，我看她只穿了薄薄一条打底裤，问她不怕冷吗，她说自己"平时开车上下班，反正只要是室内就有暖气，根本不用怕冷。只是走到停车场那一段路会觉得冷，有时候也

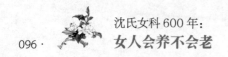
会感觉腿疼，但也没在意，反正就冻那么一会儿，没关系的"。

她还跟我说："我研究过了，那些日韩明星，冬天都是穿短裙的。那里冬天不比我们东北暖和，也没听说她们都得关节炎啊。"可是她不知道，日韩女性从小特别重视耐寒锻炼，她们能够适应很低的气温，耐寒性比我们好。可是我们不一样，从小没有经过锻炼，如果不注意保暖，寒气就会慢慢侵入体内埋下病根。由于现在的女性冬天越来越美丽"冻"人，这老寒腿也就出现得越来越早。

> 如果不注意保暖，寒气就会慢慢侵入体内埋下病根。

怎么办呢？一方面还是得多注意保暖，另一方面我们也可以通过敲打肝经来防治。出现老寒腿的表面原因很多，但根本原因还是脏腑功能的退化。由于长年累月损伤的劳损，或者说外感风寒湿邪，这些病邪流注关节阻遏气血，使得经络闭塞。通则不痛，那么不通必然就会痛了。痛久必结，结久必肿，肿久必热。所以，老寒腿的部位才会那么肿胀疼痛。

既然是经络不通引起的，那我们就可以通过疏通经络来治疗，所以敲打、按摩肝经会管用。大家知道肝主疏泄，负责维持气血的运行。肝血充盈，气血就会更通畅，没有气滞血瘀的现象，身体也就更健康，老寒腿也会得到缓解。

那这个肝经在哪里呢？这个足厥阴肝经起于大脚趾那里的大敦穴，一路往上一直到头顶与督脉交会。不过我们防治老寒腿，只需要敲打腿部。

> 我们防治老寒腿，只需要敲打腿部。

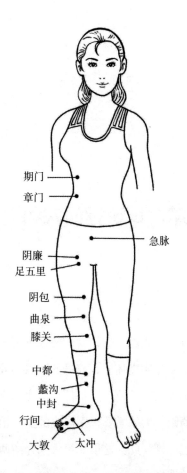

期门
章门
急脉
阴廉
足五里
阴包
曲泉
膝关
中都
蠡沟
中封
行间
大敦　太冲

　　大家可以先做一个劈叉动作，用手指去摸大腿根，肝经就在大腿的内侧，差不多就是内裤线的位置。把双手叠放在一起按在这里，从这里开始，稍微用点力，慢慢向前推，直到膝盖。每天晚上睡前推揉20～30遍，可以很好地疏通肝经，防治老寒腿。

　　除了这样推揉，还可以敲打肝经，大家可以用手掌拍打，也可以手握空心拳捶打。需要注意的是力道。因为如果太轻，会起不到按摩的效果，太重了也不行。因为胆经、胃经属于阳经，可以放心地敲敲打打，但肝经属阴，应该更温柔地对待，所以别对它太狠了。但是如果发现了肝经上的痛点，那就要重点按摩。

15. 养肝按摩，试试行间穴和太冲穴

从中医角度讲，养神是因人而异的，我们要根据每个人的体质和身体状况来制订养生方案。比如，要是阴虚体质，养肝的时候需要滋阴潜阳，让上亢的阳气降下来；如果是阳盛体质，就要疏肝解郁，清热降火。所以我其实很难给出大家一个统一的养肝原则，大家需要根据自己的实际情况来选择适合自己的调养方式，即便是按摩也同样如此。这里我给大家介绍两个常用的养肝按摩穴位，大家可以有针对性地选择。

第一个是太冲穴。太冲穴的位置比较好找，它在脚背上，第一、第二跖骨接合部之前凹陷处，大脚趾缝往脚背上大约4厘米处。它堪称人体第一大要穴，人们常常把它比作人体的出气筒，因为它是肝经的原穴和腧穴，相当于储存肝经元气的仓库，所以按摩太冲穴，可以很好地调动肝经的元气，让肝脏更有精神。同时，太冲穴也是肝经的火穴，能够把肝气、肝火消散掉。所以，特别适合那些爱生闷气、整天强颜欢笑、心中郁结的女性；还有那些经常郁闷、焦虑、忧愁的女性，也不妨经常按揉太冲穴。

　　身为人体第一大要穴，太冲穴的功能可不仅仅是这样，它对我们身体的保护作用非常多。比如，当你头昏眼花的时候，按揉太冲可以让你神清气爽；当你怒火冲天的时候，按揉太冲可以帮你平心静气；当你心烦意乱的时候，太冲可以帮你宁心静神；当你有气无力的时候，太冲帮你补充气血。所以，大家一定要重视这个穴位，有事没事都可以多揉揉。

　　那我们该怎么按揉太冲呢？大家在自己的脚背上，找到大脚趾与二脚趾结合的地方，然后往脚腕方向推，推到两个骨头连接的尽头就是太冲穴。大家仔细找到最痛的点，然后把握到力道，不轻不重地按揉3到5分钟。

　　通过按揉太冲穴，可以把人体郁结的气最大限度地冲出去。如果想要把肝火泄出去，可以从太冲穴开始，往行间穴的方向推揉，这样就会有助于清肝火。

太冲穴

行间穴

　　下面我们来看第二个穴位行间穴。

行间穴也在大脚趾和二脚趾缝纹端的凹陷处，距离太冲约2寸。《类经·图翼》中说"泻行间火而热自清，木气自下"，这是一个火穴，如果你肝火太旺，就可以按揉这个穴位。它最擅长泄头面之火，像是目赤肿痛、面热鼻血、眼睛胀痛等症状，掐揉行间效果会非常好。

　　另外，由于肝经从大腿根上来，绕生殖器走了一圈，所以凡是生殖器有麻烦的时候，都可以向肝经求助。女性如果小腹不舒服，或者月经不调、白带异常、生殖器附近长包等，凡是与肝有关的症状，都可以按揉太冲穴和行间穴，这两个穴位搭配起来效果会相当好。

凡是与肝有关的症状，都可以按揉太冲穴和行间穴，这两个穴位搭配起来效果会相当好。

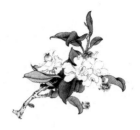

04
Chapter

内养心神

／远离心血管疾病和烦忧／

在中医看来，心不仅主血脉，而且还藏神。所以，我们
会不会得心血管疾病以及快不快乐，都取决于心。而且，
心作为五脏六腑的君主，关系着全身健康。假如大家是
脑力劳动者，就更要注意颐养心神，因为你们的共同特
点是体能消耗不大，但阳气不足。假如心阳不振，就没
有足够的动力来推动血液和水液的正常运行。所以，中
医一向特别重视养心，既养身体，也养精神面貌。

1. 养心，才是养生的最高境界

一提起"养生"，很多人都自动把它等同于"养身"，这是不正确的，至少不是智者的养生。事实上，《黄帝内经·灵枢·本神》早就告诉我们："故智者之养生也，必顺四时而适寒暑，和喜怒而安居处，节阴阳而调刚柔，如是则僻邪不至，长生久视。"

我们可以看到，养生需要顺四时、和喜怒、节阴阳，这是一个养身体、养性情、养德行的系统工程。而且，正如清代养生学家梁文科在其《集验良方》中指出的那样："养生以养心为主，心不病则神不病，神不病则人不病。"我们把心养好了，身体也就不会生病。反过来，心要是病了，神就会病，然后人就会生病。

而这个"养心"，其概念包含的范围是比较宽泛的，既包括生理方面的，也包括情志方面的。因为中医脏象学说中的心，有血肉之心和神明之心的区别。明代医学家李梴在《医学入门·脏腑》中说："有血肉之心，形如未开莲花，居肺下肝上是也。有神明之心……主宰万事万物，虚灵不昧是也。"

血肉之心，就是我们看得到摸得着的心脏；而神明之心，大约相当于今天大脑的功能，可以进行思想、意念、思维、情志等精神活动。也就是说，今天我们认为是大脑进行的精神意识思维活动，中医是把它归属于心的。所以我们养心的时候，既要养血肉之心，也要养神明之心。

> 我们养心的时候，既要养血肉之心，也要养神明之心。

从这个意义上来讲，的确是"养生先养心"。因为不管是从生理角度还是心理角度，心都是我们生命活动的主宰。情绪乃一身之主，正所谓"忧思伤脾，愤怒伤肝，劳虑伤神"，不良情绪是很多疾病的诱因。一个人如果七情失调，那相应的脏腑一定是会受影响的。

尤其是在今天这个物欲横流的时代，农业文明的诗情画意基本已经消失，人都活得急急忙忙的，心也越来越难静下来。所以虽然养生的观念越来越流行，可不管是男人女人，老人孩子，心血管疾病发病率一直居高不下。

所以，我们既要把不停跳动着的那颗心养好，更要把我们的思想、情感、心理等调整到最佳状态。那怎样的状态才是最好的呢？《黄帝内经》认为是"恬淡虚无"，我们可以把它解读为恬淡宁静、乐观豁达、凝神自娱。

由于"心在志为喜"，心的生理功能与七情中的"喜"关系密切，所以我们应该每天保持心情愉悦。如果你每天都觉得自己活得很开心，那就说明心养得不错。

> 我们应该每天保持心情愉悦。

2. 身体超负荷，心就会憔悴

　　大家有没有过精疲力竭的感觉呢？当你觉得自己特别累的时候，是不是脾气也会变得暴躁，对人特别没有耐心？显然你很不开心。但是，你运动完之后大汗淋漓，身体也很疲惫，反而很快乐，这又是为什么呢？

　　为什么身体精疲力竭的时候会让你不开心呢？简单来说，就是身体超负荷运转耗费了太多气血，气血不足，心当然也会受影响。而"心之在志则为喜"，这时候你自然很难开心起来，情绪不高就再正常不过了。而运动则不一样了，通常运动都可以让身体的气血更为畅通，所以心情反而会变好。

> 身体超负荷运转耗费了太多气血，气血不足，心当然也会受影响。

　　还不仅如此，身体的疲惫影响的可不仅仅是心情。如果身体长时期超负荷运转，各器官、系统的功能状态会发生异常变化，也就是五脏失调，从而会使疲乏感从心理状态转为病理状态。于是，可能会出现安静时心率加快、心脏扩大、心脏出现病理性杂音等。

我来讲一个典型例子吧。患者刘女士，在很多人眼里不算是活得很差。她30多岁，是一家文化公司的创意总监，月薪过万，老公收入比她略高。本来两人小日子过得还不错，可是自从去年在北五环买了套房，她觉得压力瞬间大了起来。

家里每个月要还将近一万元的房贷，手里也没什么积蓄了，用她的话说："别说生孩子了，我连病都不敢生，每天就像陀螺一样高速旋转着，更加卖力地工作。节假日还盼着能加班多拿点加班费，我现在脑子里没别的事，就是怎么能多赚钱还贷款，多攒点钱生孩子。"每天早晨她要六点钟起床，洗漱、化妆、吃早餐，七点多出门去城南上班，晚上回到家也七八点了，回到家还要为文案伤神，晚上12点之前从来没睡过觉。

她认为自己除了拼命工作别无选择，老公也一样，两个人每天都觉得疲惫不堪，脾气似乎也越来越差。老公埋怨她吃饭都不肯跟自己好好交流，可是她满心委屈："我真的很累，不想说话。"她来找我，也是老公催促的，因为她最近老觉得心口疼、胸口乱跳，可是又不当一回事。老公觉得再这样下去她会崩溃，不管是身体还是心灵，所以催着她来找我瞧瞧。

幸好，她的心律失常只是功能性的而不是器质性的，心脏本身没有大毛病，只是长期过于疲乏引起的心率不正常。不过她的脾胃、肝脏、肾脏都或多或少有点毛病，得全面调养。但这种心神失养，引起心神动摇、悸动不安的病情，病位在心，而心病还需要心药医。

所以我一方面给她调理脾胃、肝肾，确保心脉气血运行畅通；另一方面千叮咛万嘱咐一定要调整心态。生命值得你更好地对待，工作是永远做不完的，别让自己背负太多东西。觉得累了的时候，就让自己休息一下，因为它是一种善意的信号，在提醒你需要审视自我，并且关注健康。

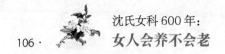

这里我想要提醒广大白领女性，以前在我们的认知里，坐办公室不需要干体力活，累不到哪儿去。现在恐怕大多数人都不这么认为了，因为脑疲劳是一种比身体疲劳更可怕的状态。在连续的脑力劳动过程中，心血管始终处于紧张状态，时间久了，这让血管很容易出现严重痉挛，甚至血管狭窄、心肌梗死。所以，你要记得身体一定不会是无缘无故有反常症状的，如果有心慌胸闷等症状，一定要引起足够的重视。

> 在连续的脑力劳动过程中，心血管始终处于紧张状态，时间久了，这让血管很容易出现严重痉挛，甚至血管狭窄、心肌梗死。

3. 心不定则气不顺，血不畅则百病生

"心之在体，君之位也；九窍之有职，官之分也。心处其道，九窍循理；嗜欲充益，目不见色，耳不闻声。故曰上离其道，下失其事。"意思是说，心在人体里处于君主的地位；九窍各有功能，有如百官各有职务。心的活动合于正道，九窍就能按常规工作；心充满了嗜欲，眼就看不见颜色，耳就听不到声音。所以说，在上位的脱离了正道，居下位的就荒怠职事。

这可不是医书上的文字，而是《管子·心术》中的话，但它跟我们中医的观念是一致的，可以用来相互说明。人的健康离不开两大要素，一个是要有充足的气血，另一个是要有畅通的经络。

> 人的健康离不开两大要素，一个是要有充足的气血，另一个是要有畅通的经络。

"气"这个东西听起来很玄妙，这里我也不多做解释。大家只需要记得，气是一种不断活动着的、活力旺盛的精微物质，在

我们全身各脏腑、经络中流动着，无处不在、每时每刻都在推动着人体的各项生理活动。假如由于种种原因影响了气的顺畅，使得某一些甚至全身的气机不畅，也就是"气滞"，那么肯定会影响到某些脏腑、经络的功能。

"气滞"以后，肯定要滞留在某些部位。那么，由于气是一种不肯乖乖待着的东西，它滞留在哪里，就会在那里一直折腾，使得那里有胀满、疼痛的感觉。而且，"气为血帅"，气行则血行，气滞则血滞，所以气不顺很容易导致血不畅，血不畅自然就容易血瘀了。

由于心是身体的君主，而且"心主血脉"，所以气血也是听它指挥的。假如这个君主能够安定，那么五脏六腑七窍都会各司其职，好好工作。可是假如这个君主不能安定，那么心气不顺就很容易出现气滞血瘀的现象，于是就很容易出现各种疾病。

大家如果有过心气不顺的时候，可能会觉得心胸憋闷对不对？还有人会感到一阵阵心慌，还有人会觉得胸部疼痛。大家会认为这是被气的，但你们是否想过为什么生气会这样呢？其实这就是因为"血瘀"。

所有的血瘀症状，都是身体发出的警示信号、求救信号。如果大家引起注意，及时采取措施活血化瘀、疏通经络了，很快就会缓解。如果任由它发展下去，就会出大问题。

现在大家可以找一面镜子，观察一下自己的舌下静脉。我们的舌头下面有两条静脉，正常情况下它们有颜色，但不是很明显。假如你发现它们的颜色是深青、发

> 假如你发现它们的颜色是深青、发黑或者发紫，那就说明有血瘀现象。

黑或者发紫，那就说明有血瘀现象。同时，观察嘴唇、指甲也可以。假如指甲、嘴唇都有青紫色的症状，那几乎可以确定，心脏一定有气滞血瘀的情况，患心脏病的可能就很大了。

心脏气滞血瘀我们可能会得心脏病，别的地方气滞血瘀呢？也会有相应的疾病出现。所以，为了我们的身体健康，就一定要保证经络是畅通的、气血是通畅的。追根溯源，就要求心这个君主是安定的。还是那个道理，养生先养心，我们越是身体不适，越要努力做到心里安定，这样才最有助于身体健康。

4. 心主血脉，血瘀是心血管疾病的表征及根源

从现代医学的角度来看，心脏的主要作用是提供压力，推动血液流动，让血液能够运行到全身各个部分。中医也有同样的认识，用《医学入门·脏腑》的话来说是："人心动，则血行于诸经……是心主血也。"

不过中医认为，心主的不仅仅是血，还有脉。脉就是经脉，是血液运行的通道。心脏不停地搏动，推动血液在全身脉管中永无休止地循环。在心脏、经脉和血液组成的这个相对独立的系统中，心是毫无疑问的君主，全靠它的正常搏动，才让这个系统能够行使其功能。

在心脏跳动的时候，跟心脏相连的脉管也会跟它一起产生有规律的搏动，也就是"脉搏"。中医之所以能够通过触摸脉搏的跳动来了解全身气血的盛衰，是因为心脏与气血的通畅与否密切相关。如果心脏正常，气血与经络都畅通无阻，那么脉搏也会节奏均匀、和缓有力。否则，脉搏就会出现相应的异常状况，告诉我们身体哪里有所不适。

　　刚才我们提过了，气血的充盈与经络的通畅是健康的基础，由于全身血脉统属于心，所以血瘀也就是心血管疾病发病的表征及根源。血液在经脉中环流不息，有赖于心气的推动。如果心气异常，会导致血瘀。然而血瘀以后，又会影响气的流畅，从而导致心脉瘀滞，形成一个恶性循环。

　　大家可以看到，心绞痛的患者，除了感觉胸口痛之外，往往舌质是暗紫色的，少数还有瘀斑，这就是血瘀的证明。而"痛"也是因为"不通"。疲乏、气短、胸闷、自汗、心悸等症状，则是因为气虚。所以，在中医看来，心绞痛主要是因为气虚血瘀。

　　再比如冠心病，也是同样道理。它属于中医胸痹、心痛和真心痛的范畴。《素问·痹论篇》告诉我们："心痹者脉不通。"不管是气虚还是气滞，都会引起血瘀，而气血瘀滞的结果就是心脉痹阻、不通则痛。

　　所以在中医看来，想要治疗或者预防心血管疾病，关键在于活血化瘀。大家常见的中成药可能要数复方丹参片了，丹参的主要作用就是活血化瘀、行瘀通经。还有著名的方子桃仁红花煎。其中的桃仁、红花、丹参、赤芍、川芎都能活血化瘀。

> 想要治疗或者预防心血管疾病，关键在于活血化瘀。

> 从事脑力活动又不爱动的办公室一族，一定要抽点时间动起来。

　　这里我想要提醒大家的是，为什么冠心病这种心脏病喜欢找脑力劳动者？主要是因为大家久坐不动。很多三十多岁的办公室女白领，月经前及月经期常有剧烈腹痛，这就是因为久坐加上缺乏正常运

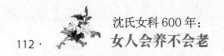

动导致的气血循环障碍。大家一定要引起足够的重视，如果身体长期处于血瘀状态，不仅会加快衰老，还特别容易患上心血管疾病。

所以，从事脑力活动又不爱动的办公室一族，一定要抽点时间动起来，每坐40分钟要站起来做做伸展运动，下班后也要抽空做做瑜伽，周末游游泳。至少，每天也要散散步，这样才能帮你更好地远离心血管病。

心藏神,"心神不宁"说的就是这个道理

"心藏神"这个出自《黄帝内经·素问·调经论》中的说法,后世有很多解读。在讲这个问题之前,我们先来看看"神"是什么,它在这里指我们的情志、精神、意识、思维活动。中医认为,我们的一切精神活动,都是脏腑功能的反映。所以《素问·宣明五气论》把神分成五个方面,并且跟五脏一一对应,也就是"心藏神,肺藏魄,肝藏魂,脾藏意,肾藏志"。"故忧动于心则肺应,思动于心则脾应,怒动于心则肝应,恐动于心则肾应。"(《类经·疾病》)

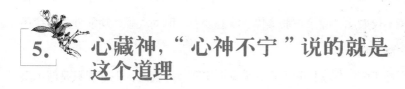
我们的一切精神活动,都是脏腑功能的反映。

由于"心为五脏六腑之大主,而总统魂魄,兼赅意志",所以虽然五脏各有相对应的意识活动,最终还是要受心的管理。这个神明之心,作为君主,主宰着我们的情志和生命活动。所以,

假如心不安定，神自然不能安宁，从"心神不宁"这个成语就能看出来。

不过在中医里，专门有一个心神不宁证，泛指各种原因导致的，以心悸心慌、心烦、失眠多梦、胆怯易惊等为常见症的证候。假如你因为某一件事暂时心神不宁也就罢了，由于心阴不足经常心神不宁，可能就对健康有影响了。

首当其冲的应该是睡眠。《景岳全书·不寐》告诉我们："盖寐本乎明，神其主也，神安则寐，神不安则不寐。"心神不安定的人，很难有高质量的睡眠。当然还不仅如此，除了皮肤憔悴、状态变差，时间久了，功能性的病症还有可能变为器质性的。

假如心神不宁的症状比较严重，大家一定要及时就医，但如果只是偶尔出现，我们可以通过食疗来解决。经常吃一些宁心静气的食物，有助于缓解五心烦乱的症状。

第一个给大家推荐的是静心百合鸡蛋汤。材料包括百合180克、生地黄120克、鸡蛋6个，适量蜂蜜、盐。先把干百合洗净，用清水浸泡4小时。生地黄洗净，鸡蛋打成蛋液。然后锅中放清水、百合、生地黄，用大火烧开，撇去浮沫，改小火炖约2小时，再转大火，加少许盐，徐徐倒入蛋液，边倒边搅。最后用蜂蜜调好即可食用。百合养阴润肺、清心安神的效果很好，对于情志不遂导致的虚烦惊悸、失眠多梦、精神恍惚有很好的食疗效果。而生地黄有清热凉血、益阴生津的功效，鸡蛋有补养作用，所以这个汤能够清心安神、滋阴养肺。

第二个是冰糖蒸山药。做法很简单，只需要把山药捣碎成泥状，加入冰糖放入锅内蒸熟，搅拌以后即可食用。山药有清心安神、补中益气、助五脏、强筋骨的作用，怀山药效果尤佳。

第三个是莲子糕。做法也很简单，把20克无心莲子洗净，放在锅中加适量水煮熟烂。然后把煮熟的莲子用擀面杖压碎。接着把300克糯米淘洗干净，莲子碎块和糯米放入锅中蒸熟，撒上白糖即可。大家还可以加上白茯苓、怀山药，也可以很好地健脾养心、清心安神，而且口感比较好，很多女性都比较喜欢。

6. 补足精气神，还得靠静以养心

　　大家应该听过一句话："天有三宝日月星，地有三宝水火风，人有三宝精气神。"我们中国人历来都是特别重视"精气神"的，比如说你这个人身体好、充满活力，就会说"你精气神十足"。虽然很多人不明白这三个字的确切含义，但我们养生所做的各种努力，基本上都可以归结到它们身上。

　　简单来说，精源于五脏六腑之气血，是维持生命的基本元素；精要化为气，气是维持生命的物质能量；气要化为神，神就是生命的主宰和生命活力的体现。三者是互相影响、互相滋生的。但终归，神是精气之和，所以养精气神，重点还是在养神上。《素问·移精变气论》说，"得神者昌，失神者亡"，可见神的重要性。

> 养精气神，重点还是在养神上。

　　"心动则五脏六腑皆摇"，只有神凝才能气定，气定才能心静，心静才能气血畅通，身体健康。这个逻辑顺序反过来也是成立的，正所谓"心浮气躁"，心虚则神浮。只有心静才能气定，气定才能神凝，神凝才能气顺。所以，想要补足精气神，我们得让心主神志的功能正常。

对于这个问题，传统中医一直都有共识。由于"心喜静"，静则生阴，阴阳协调才是最和谐的。所以，清心寡欲、调养精神是养心的重要原则。正如《素问·病机气宜保命集》中所说的那样："神太用则劳，其藏在心，静以养之。"既要用静来藏神，同时也要避免用神太过了。

> 清心寡欲、调养精神是养心的重要原则。

简单来说，大家只需要做到两点。第一是避免七情失调，否则心神会失去平和。也就是《太玄经》所说的："喜怒伤性，哀乐伤神，伤性则害生，伤神则侵命。故养性以全气，保神以安心，气全则体平，心安则神逸，此全生要诀也。"在喜、怒、忧、思、悲、恐、惊这七种情绪中，大家都知道负面情绪伤身，过怒伤肝，过忧伤肺，过思伤脾，过恐伤肾。需要注意的是"过喜"也不好，而且过喜，伤的恰恰是心。

第二个是要调节精神，保持良好的心态。《内经》中说："恬淡虚无，真气从之，精神内守，病安从来。"恬淡虚无看起来很玄妙，其实就是要让我们保持宁静淡泊的心境，没有患得患失的各种杂念。这样就会真气和顺，精神内守，病邪就不可能侵犯，我们就不会生病。古人常常静坐、打坐，就是静以养心的好办法，可以让人更加神清心安。

7. 五色五味对五脏，味苦色红最养心

中医学认为，人的有机整体，是以五脏为核心构成的一个极为复杂的统一体。五行、五脏、五味、五色、五官、五情、五季、五液之间，都有一一对应的关系。所以在中医养生中，想要养五脏，我们得考虑到五色、五味以及季节的关系。

《黄帝内经》中记载："心者，生本，神之变也，其华在面，其充在血脉，为阳中之太阳，通于夏气。"心所对应的颜色是红色，味道是苦味，季节是夏季。所以，夏天的时候，我们尤其要注意养心，适当吃一些苦的、红色的食物。

> 夏天的时候，我们尤其要注意养心，适当吃一些苦的、红色的食物。

我们先来说苦味。大家都知道苦瓜之类的苦味食物能够去火，是的，苦味对心脏最大的贡献就是可以帮助心宣泄火气，让多余的心火排泄掉。但由于苦入心，所以苦味食物不仅清心火，

夏季首选的苦味食物当属苦瓜了，虽然很多人不喜欢它的味道，但它有增进食欲、帮助消化、消除热邪、益气解乏、清心明目的功效，在夏季适当吃一点，养心安神的效果很好。

在我们常见的食物中，有不少蔬菜都可以归为苦味食物，比如苦瓜、葫芦、瓠子、莴苣叶、莴笋、苦笋、芜菁、苦菜、茴香、香菜、生菜、芹菜、枸杞苗、萝卜叶等；在水果中，有柚子、杏、杏仁、黑枣、薄荷叶等；此外还有蒲公英、五味子、莲子心等食药兼用的食物；在饮料中，咖啡、茶叶、啤酒等也属苦味。

只是，苦味食物大都性寒，脾胃虚寒的女性应该少吃一些。而且，大家生理期的时候最好不要多吃苦味蔬菜，尤其是寒性痛经的人，否则会让气血受寒而凝滞，月经更不通畅。

> 苦味食物大都性寒，脾胃虚寒的女性应该少吃一些。

除了苦味食物，红色食物也可以养心。由于红色食物属火，所以吃了以后可以入心、入血，具有益气补血和促进血液循环的作用。而且红色食物可以刺激食欲，所以在胃口不佳的夏天也是比较好的选择。比如猪血、红豆、番茄、胡萝卜、红辣椒、红苋菜、西瓜、樱桃、大枣、葡萄柚等，都是很好的养心食物。

在这些食物里，值得一提的是红小豆。红小豆的营养非常丰富，著名医学家李时珍把它称作"心之谷"。假如我们大

> 养心的红色食物中，值得一提的是红小豆。

中午的口渴烦躁，吃红小豆就再好不过了。正午时分，是心火最旺的时候，常吃红小豆可以帮我们缓解心火过亢的症状。因为红豆既能清心火，也能补心血。而且，它属于粗粮的一种，含有丰

富的粗纤维，有助于降血脂、降血压、改善心脏活动功能。再加上它还富含铁质，可以行气补血，所以尤其适合心血不足的女性食用。

所以，炎热的夏季，尤其推荐红豆莲子粥。大家只需要把红豆、莲子淘洗干净，等水烧开以后，直接下入洗净的莲子和红豆，大火煮开以后用中火熬煮30分钟，莲子差不多口感绵软了，加入冰糖，再用小火煮几分钟就可以了。这道粥里，既有苦味又有红色，健脾补肾又补心，所以推荐大家不妨作为强身健体的食疗方，适当多吃一些。

8. 想要血管畅通，离不开救命的心包经

　　和肝脏、脾脏一样，心脏也有属于自己的经络——手少阴心经。但是，心脏作为君主，是有特殊待遇的。它的外面还有一层薄膜，叫做心包。这个心包拥有自己独立的经络，叫做心包经。人的身体里有两条与心有关的经络，分别是心经和心包经。其中，"心主神明"的职能和心经有关；而"心主血脉"的职能，主要与心包经有关。所以，凡是心血管方面的问题，要从心包经入手解决。而凡是与情志有关的症状，则要从心经入手。

> 凡是心血管方面的问题，要从心包经入手解决。而凡是与情志有关的症状，则要从心经入手。

　　中医认为，心包是心脏的护卫，其作用是代君受过，替主挡邪。心这个君主是比较尊贵的，它不受外邪，"容邪则死"，心一旦生病，那都是致命性的。所有来自外部的病邪，都由心包经来

阻挡、来抵抗。所以中医说"邪气入里，先犯心包"，假如因为后天原因出现心血管方面的问题，我们就可以去拍打心包经。

心包经的走向是起于胸中，从心脏出发，经过腋窝，沿手臂内侧的正中线到达指尖，中途经过天池、天泉、曲泽、郄门、间使、内关、大陵、劳宫、中冲九个穴位。找这条经络时，我们可以先找到自己腋下的一根大筋，然后用手往上稍微用力敲，这时候你会感觉小指和无名指发麻，这就是找对了。

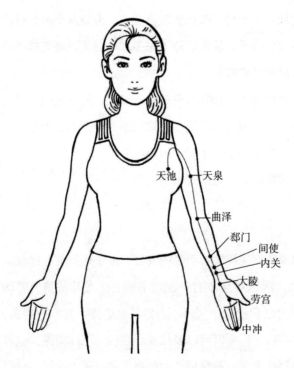

这年头生活条件太好了，很多人年纪轻轻就高血脂、高胆固醇，各种心血管病也有年轻化的趋势，连女性也不例外。这时候，我们可以向心包经求助，要是能把心包经保养好，就会让血液流动更通畅，对于防治心血管病大有裨益。反之，如果邪犯心包之后我们置之不理，心包抵挡不了时就会伤及心脏，后果就相当严重了。

该怎么保养心包经呢？我们找时间按揉即可。全身放松，把一只手放在另一侧的胸口上，顺着心包经的路线，也就是手臂中线，手上稍微用点力，动作慢一点，从胸口一路向下一直到手指尖。如果觉得按揉太麻烦，拍拍打打也可以。然后换另一只手操作。每天只需要10分钟，保健效果就相当不错了。

在捏揉的过程中，如果到了哪一个地方，你感觉到酸痛或者麻木，跟别的地方不一样，那就要重点关注，说明这个地方可能有瘀堵，需要及时疏通，就可以停下来多揉一会儿。每天都要多关注它，直到没有异常感觉。

由于心包经在晚上7点到9点钟时经气最旺，所以我们可以在这个时段进行按摩，但是需要提醒大家的是，千万不要刚吃过晚饭就马上做，至少要等上一小时。因为吃完饭后，脾胃需要消耗大量的气血进行消化，我们不要跟后天之本抢气血，否则容易得不偿失。

> 千万不要刚吃过晚饭就马上做，至少要等上一小时。

这里我想要特别提醒比较年轻的女性，由于你们的保健意识没有老人强烈，所以对身体的关注太不够了。尤其是脑力劳动者，如果发现自己有胸闷、气短、心慌甚至心悸、胸痛的现象，就要注意保养心脏了，平时可以多按揉心包经。工作间隙，也可以选择手腕内侧的内关、腋窝顶点的极泉等穴位重点按揉，它们都是心脏病急救穴，保护心脏的功效很好。等到年龄越来越大，你一定会感谢自己年轻时所做的这些保养工作。

9. 调好心经，君主安定一身轻松

刚才我们已经讲了，心经主要承担"心主神明"的功能，主要管理"内发的"与心脏有关的问题，所以简单来说，原发性的心脏病以及情志方面的疾病，比如各种抑郁、焦虑、神志失常、癫狂以及由于心情而出现的失眠、心悸、头痛等问题，都可以通过调养心经进行缓解。

心包经是起于胸部的，但心经不一样，它从腋窝下的极泉穴开始，沿着手臂内侧一路向下，止于小指上的少冲穴。女性通常心思细腻、比较敏感，所以容易有心事，容易情志不舒，因此心经是比较容易堵塞的。建议大家空闲的时候，可以拍打心经来疏通经络、调理情志。

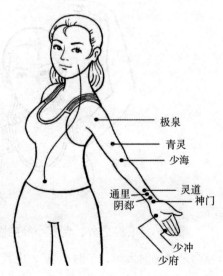

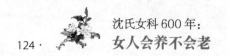

拍打的时候，我们可以从上到下，从大臂内侧到手肘再到小臂，稍微用点力，按照心经的路线一路拍打下来。如果遇到有疼痛感或者麻木感的地方，要重点按揉。

至于拍打的时间，除了饭后都可以，中午11点到下午1点之间——心经当令的时候更好。大家有时间的时候就可以拍拍打打，按揉一会儿。时间不用长，每侧胳膊3分钟左右即可。对女性来说，拍打心经除了可以放松精神，还有一个好处，那就是会让你的手臂变瘦。

这里要提一下的是极泉穴，这是一个解郁的大穴。假如大家因为情志因素出现

> 极泉穴，这是一个解郁的大穴。

心悸心慌，就可以弹拨极泉。极泉在腋窝顶点，这里聚集着各种血管，大家可以把食指和中指并拢，伸入腋窝内弹拨，注意手指要用力向内勾按。这样做可以帮我们宽胸理气、通经活络，缓解心烦心痛以及肩臂疼痛等症状。

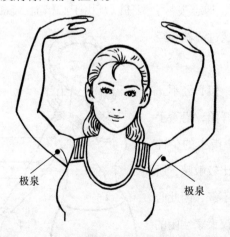

极泉　　　　　　极泉

除了拍打心经之外，调养心经中医还特别讲究睡"子午觉"，原则是"子时大睡，午时小憩"，也就是《黄帝内经》中所说的：

"阳气尽则卧，阴气尽则寤"。子时是晚上11点到次日凌晨1点，正是阳气将尽的时候，前面我们讲过，这时候是胆经当令，大家要上床就寝。

至于午时，是中午11点钟到下午1点，这时候阳气最盛，阴气衰弱，但这个时候也开始慢慢升阴了，阴阳转换。自然界阴阳交替之时，也是人体经气"合阴"与"合阳"的时候，这时候休息，有利于人体养阴养阳。而且，这时候是心经当令，手少阴心经最旺，所以养心效果最好。

所以，午时大家如果能小憩一下，那最好了。如果没有条件午睡，也应该尽量"入静"，尽可能闭目养神，靠着办公椅休息一下。把心经调养好了，我们才能更加健康、愉快地投入下午的工作中去。

> 如果没有条件午睡，也应该尽量"入静"。

10. 美颜补心气，人参黄芪来帮你

"心气"这种东西，有它的时候我们可能感觉不到，但假如少了它我们很快就能感觉到了。因为一旦心气虚，我们的心脏功能就会变弱，大家会有心跳明显、心慌、胸闷气短、活动后症状加重以及自汗的症状。这是因为血液在脉络中的流动，需要心气的推动作用。所以，气虚则血运无力，心神失养。心气的充沛与否，是血液是否能够通畅的重要因素。

对女性来说，心气虚还与你们的容颜直接相关。《黄帝内经·灵枢·经脉》告诉我们："手少阴气绝则脉不通，脉不通则血不流，血不流则毛色不泽。"大家已经知道了，手少阴是心经，它一旦气虚就会经络堵塞，出现血瘀。而我们的容颜，从根本上来讲是要血液来濡养的。心气足的人，脸色会白里透红，皮肤光滑柔软细嫩。假如血液不通畅，头发和皮肤就会变得没有

> 我们的容颜，从根本上来讲是要血液来濡养的。

光泽。所以心气虚的人往往面色苍白黯淡，毛孔变粗，因为气不足以锁住毛孔。而且，由于心气不足，整个人自然会感到疲乏无力、心悸气短，给人的感觉是病态的。

由于女性35岁以后心气开始下降，如果大家又没有好好保养，那么出现心气虚的现象再正常不过了。所以，补心气应该是广大女性的基本功课。养好心脏，保证心气充足，才能让五脏六腑都得到很好的濡养。

中医有很多补气的药，常见的有人参、黄芪、党参、白术、山药、甘草等，它们都能补气，但又各有侧重。比如党参侧重补脾气，黄芪侧重补肺气，但人参是大补元气的。中医也有很多强心的中药，比如人参、灵芝、何首乌、黄芪、三七、丹参、炙甘草、莲子等，其中人参，尤其是野山参的效果是最好的。

所以，综合来看，补心气最好的中药，还是人参。我们可以把人参切成片含服，还可以每天用一两片人参，配上滋阴

> 综合来看，补心气最好的中药，还是人参。

的枸杞子泡水喝。只是，人参的价格比较贵，相对而言，黄芪的性价比就很高了，民间流传着"常喝黄芪汤，防病保健康"的俗谚。黄芪茶能补中益气，而且补而不腻，对气虚和贫血症状都有很好的改善作用。大家也可以经常用黄芪泡水当茶喝。

除了人参、灵芝、黄芪这些中药之外，我们还可以用食疗方、药膳粥，比如，小麦粥、桂圆莲子粥、蜂王浆、酸枣仁粥都是不错的选择，这里给大家推荐黑豆红枣龙眼粥。原材料比例是每100克粳米，搭配龙眼肉、大枣各25克，黑豆30克。做的时候，需要先把黑豆洗净泡发，大红枣洗净去核。锅中加清水烧开

后，把黑豆和大米放入，大火烧开、撇净浮沫以后，用小火慢慢熬。大约八成熟的时候，放入大枣和龙眼肉继续熬，等到豆烂粥稠的时候加入白糖、桂花调味即可。

这道粥口味香甜适口，跟味道奇怪的人参、黄芪相比，更受女性欢迎，对于气虚心悸、气血亏损、身体虚弱的人都很适合。需要病后调养的人，也可以喝这道粥来滋补身体。

除此之外，桂圆肉、山药、大枣、红小豆等食物都有补益心气的作用，大家平时自己做饭的时候，可以把它们相互搭配着来熬点粥喝，都能很好地补益心气。

11. 心阳虚手脚冰凉，用醋泡生姜

天气一冷就手脚冰凉的女性中，有你吗？这么多年来接诊了无数女性，其中至少得有八成是冬天手脚冰凉的，只不过程度轻重不同罢了。为什么会这样呢？因为气血不足，不能到达离心脏较远的手脚。为什么气血会不足呢？因为阳虚，而且是心阳虚。

《血证论·脏腑病机论》中说："心为火脏，烛照万物。"心是阳脏，主阳气。心阳，是心气中具有温煦、推动、兴奋作用的部分；心阴，是心气中具有凉润、宁静、抑制作用的部分。假如心气阴阳不平衡，就会出现心阳虚或者心阴虚的症状。

心阳虚通常是由心气虚发展而来的，既有心气虚的症状，也有寒象，就是心阳虚了。本身心气就虚，血液运行就不畅通，容易胸痛憋气；再加上心阳不足，对全身的温养作用受影响，自然就会畏寒怕冷、手脚冰凉了。女性属阴，本身体质偏寒的居多，所以就特别容易出现心阳虚。

心阳虚了手脚冰凉怎么办呢？戴手套穿厚袜子肯定是不能解决问题的，我

们还是要从提振心阳、补足心气入手。一般来说，红色的食物都
有温补心阳的作用，比如大枣、辣椒等，
除了它们之外，干姜、桂皮、薤白、大
麦、燕麦、茯神、黄芪、红参等药物食
物，也有助于补充心阳心气。

> 一般来说，红色的食物
> 都有温补心阳的作用。

　　这里给大家推荐一个久负盛名的小方子，那就是醋泡生姜。
生姜有温暖兴奋的作用，大家常常会拿它来发汗，这里我们就是
要用它宣发阳气的作用来升阳。只是生姜特别容易让肝火变旺，
为了防止它的燥热伤身，我们可以借助醋的收敛作用，让姜的性
味变得更平和。

　　大家可以把适量生鲜姜切成薄片，尽量切均匀，然后把生姜
片放在装有醋的瓶子里，醋一定要没过姜片。假如这个瓶子不是
原本装醋的，就一定要注意卫生，里面尽量不要有水也不要有
油，免得生姜变质。然后把它们放到冰箱里冷藏。一周之后就可
以食用了，每天吃2～4片即可。

　　需要提醒大家的是，吃的时间有讲
究。我们想要用姜来升发阳气，那就
最好早晨吃，因为上午原本就是阳气

> 我们想要用姜来升发阳
> 气，那就最好早晨吃。

越来越旺，而且姜性辛温，能加速血液流动，还可以帮我们
醒脑提神。你要是晚上吃，那就不好了。因为晚上我们应该
养阴，收敛阳气，吃姜正好反了。而且，那么辛辣刺激的东
西吃完以后你肯定特兴奋，不利于睡眠，也不利于各种脏器
夜间休息。

　　除了醋泡生姜以外，再给大家推荐一个保健小秘方，那就

是"弹指神功"。做法非常简单，用双手拇指扣住中指，用力弹出去，次数不限。有空就可以弹弹，尤其是每天中午心经当令的时候做做，可以很好地提升阳气。为什么呢？大家还记不记得，中指指尖有一个中冲穴，那是心包经的终点，常常这样弹弹中指指尖，可以很好地刺激心包经，促进气血循环。心阳虚的现象得到缓解，大家自然也就不会那么怕冷了。

12. 心阴虚口渴咽干，喝西洋参石斛茶

心虽然是阳脏，但也离不开阴液的滋养，只有阴阳平衡才是最好的状态。然而临床上发现，心阴不足的现象在成功人士和白领人群身上特别多见，这主要是因为他们平日里思虑过度、劳神过度，于是出现了心阴虚。

> 心阴不足的现象在成功人士和白领人群身上特别多见。

我有一朋友，是胡同里长大的北京姑娘，特别热心肠，凡事爱操心。我们要是几个朋友一起吃饭，别看她是女士，选酒店、订位子这事儿肯定都是她的，她什么事情都会替你想到，我们也都乐得清闲。在家里她也是个贤妻良母，孩子啥事她都要过问，家里大大小小的事务都在管，说她能干，亲朋好友没有人会反对。

然而有一次，大家又一起聚的时候，我看她精神比较差，脸色潮红，嘴唇干裂，就提醒她注意着点。她说估计最近上火了，

天天觉得口干舌燥，喝了水也不管用。我的职业病犯了，给她看了看舌苔，舌头发红，舌苔都快没了。又问她晚上是不是睡觉的时候出很多汗，醒来就没了，但是能感觉到被子上黏湿，这也就是中医所说的盗汗。听到她回答"哎呀，你怎么知道"，我就跟她说，你这是操心过度，导致心阴不足，得赶紧调理。

平时凡事都爱操心的人，往往会耗费很多心血，时间长了，容易出现心血亏虚，导致心阴不足。她为什么会盗汗呢？主要原因就是阴虚不能制火。一般来说，像我朋友这种爱操心、思虑过多的人，以及久病体虚、心情郁结、心火太大的人，由于心阴被过度消耗，就很容易出现阴虚火旺的症状。

如果心阴不足，我们就会表现出面红潮热、手足心热、口渴咽干、舌红少苔、口舌生疮、盗汗、心烦心悸、失眠多梦等症状，大家不要把它当作上火置之不理。

如果大家心阴不足的现象不严重，推荐大家食疗，可以经常喝一点小麦桂圆莲子粥。做法也很简单，大家只需要准备小麦60克、桂圆肉10克、去心莲子20克、红枣6克、冰糖适量。熬粥的时候，先把所有材料洗净，红枣还要去核。然后莲子与小麦一起放入锅中加水，大火煮开之后再用小火煮40分钟，然后加入桂圆肉、红枣再小火熬15分钟，关火加冰糖搅匀即可。桂圆肉可以补血、益心、安神，莲子能补脾益肾，红枣可补益脾胃，小麦能养心安神除烦，它们一起煮，可以很好地养心安神、滋补心阴。

除了这道粥以外，平时还可以多喝点西洋参石斛茶。原材料是西洋参3克，上等石斛10克。泡茶的时候，先把西洋参切成薄片，石斛切碎，然后用沸水冲泡后当茶喝即可。当然，有条件的话也可以用小火煎煮后喝。由于西洋参可以益气养阴、生津降火，而石斛可以养阴生津，养肺清肺，所以它们一起泡茶喝，对于因为阴虚津亏而导致的口渴咽干、五心烦热等症状有很好的缓解作用。

13. 心烦易怒，喝莲子栀子茶

在中医看来，"上火"属于热症。当人体的血液、津液、元阴消耗过多，亏损到了一定程度的时候，就会出现各种热性疾病。现代人特别容易心火旺，一方面，肝属木，心属火，木生火，肝火旺容易引起心火旺；另一方面，肾属水，水克火，所以肾水不足也容易引起心火旺。而且，假如心阴虚不能制火，就会火旺。

一朋友的媳妇，四十岁出头，最近天天心烦易怒，动不动就想使性子发脾气，朋友说她是更年期提前了，让她来找我吃点药调理调理。她自己想想也觉得纳闷："我以前脾气挺好的啊，怎么现在动不动就这么烦躁？难不成真是更年期提前了？可是我刚四十岁，这更年期，来得也太早了一些吧？"于是就来找我了。

我跟她说，很多中年女性老是把动不动想发脾气当成是更年期的表现，根本不重视，像你这样肯来看医生的不多。其实心烦易怒有可能是肝火旺，心烦意乱有可能是心火旺，都是需要调理脏腑的。要是根本不管，任由它们发展下去，时间长了很容易出现器质性病变。

一般来说，心火旺的表现有下面这些：心里莫名其妙地发急，不管有没有事都急，老是火急火燎的。而且干一件事就要赶紧干完，即使根本没有人催，自己就是心里特别急。一旦遇到什么不顺心里更急，马上就想发火；经常觉得心累、胸闷，喜欢出大气；自己能明显感觉到心在跳；由于心火耗元气，所以老是感觉全身疲乏；入睡很难或者醒了睡不着；脉搏跳动躁急不安。

如果只有第一条，你可以说自己风风火火急脾气，但如果还有下面任何一条症状，你就要考虑自己是不是心火过旺了。不过，心火有虚实之分，如果是虚火，症状主要是心烦盗汗、口渴口干、睡眠不安等，如果是实火旺则主要表现为口腔溃疡、口干、尿黄、心烦易怒等。大家要想判断自己是实火虚火，可以看舌苔，如果舌苔是发黄的，那就是实火。

有了心火怎么办呢？我通常都不会建议大家自己用药去火，因为这个尺度不好把握，万一太过寒凉，会伤了脾胃。所以，平时最好饮食清淡一点，上火的时候吃一些性凉的食物，配合上情志调养即可。心平了，气就和。心气顺畅了，心火也就慢慢地消掉了。

> 心气顺畅了，心火也就慢慢地消掉了。

饮食上，大家可以多吃一些苦瓜、苦菜等苦味食物，如绿豆、荸荠、兔肉，还有百合、芹菜、黄花菜、莲藕等蔬菜，以及桑椹、梨、柿子、香蕉、猕猴桃、柚子、葡萄、甘蔗等水果，它们都性味偏寒，可以生津润燥，帮助我们清心降火。

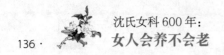
如果心烦易怒的情况比较明显，可以每天喝莲子栀子茶。大家可以用栀子15克、莲子（带心）30克、加2000毫升水，用大火煎10分钟就可以。这是一天的量，大家煮好以后放在暖水壶或者保温杯里，分成多次，每次喝一点，一天之内喝完就可以。除了莲子和栀子，大家还可以酌情加上黄连、苦丁等苦味之品，都能很好地清心火、解烦躁。

> 如果心烦易怒的情况比较明显，可以每天喝莲子栀子茶。

14. 身体自带养心穴位，常揉劳宫内关

在中医的各种治疗手法里，就日常保健来说，推拿按摩是非常好的选择。大家想要养心的话，平时不妨有空的时候捏捏揉揉，可能就会给自己避免很多健康隐患。这里我给大家推荐两个养心穴位，一个是内关穴，一个是劳宫穴。

我们先来看内关。可以说，内关穴简直是一个万能的穴位。它属于手厥阴心包经，位于前臂正中，在腕横纹上2寸，在腕部两条明显的肌腱之间。按揉内关可以宁心安神、理气止痛，对于心绞痛、心肌炎、心律失常、手臂疼痛、头痛头晕、目赤肿痛、胃炎、恶心呕吐、痛经、癔症、精神异常等患者，都有很好的调理效果。

> 内关穴简直是一个万能的穴位。

找内关穴的时候，假如要找左手的，就把左手心向上伸出来，然后右手食指、中指、无名指三指并拢，把无名指放在左手

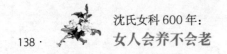

腕横纹上，那么左手的内关穴就在右手食指的下边。找右手上的
穴位时，也同样如此。

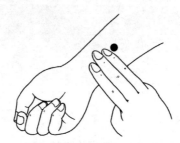

我们按摩内关，其实是在刺激心包经，由于内关的位置比较
深，所以女性朋友一定要把指甲剪短，免得掐伤自己。按的时
候，大拇指的指头肚要尽量往下，在两根筋之间找找，感觉到
酸、麻、胀，那就是找对了。

按摩内关的时候，比如按摩左手的，就可以用右手紧握左手
臂下端，让这只手的大拇指垂直按在内关穴上。然后用指尖有节
奏地进行按压，可以先按一下，然后揉一揉，接着放松。再按，
再放松。

如果大家心脏没有异常感受，每天按两分钟就可以了。如果
按揉内关的时候，明显有酸痛感觉，可以多揉一会儿，四五分钟
都可以。我们通过刺激内关，可以让心包经的经络更加活跃、通
畅，所以对于心脏病就会有预防和治疗作用。

接下来我们看劳宫穴。假如你有五心
烦热的现象，可以按按劳宫穴。什么是五
心烦热呢？手心加脚心再加心脏，称为五
心。五心烦热的人，往往是因为心火妄动，所以心烦不安。不仅
心情难以平静下来，手心脚心还会发热，有向外冒火的感觉。这

> 假如你有五心烦热的现
> 象，可以按按劳宫穴。

种情况下有的人晚上睡觉的时候，即使天很冷，也喜欢把胳膊腿放在被子外面。

劳宫穴之所以能解决五心烦热的现象，是因为它是心包经上的"荥穴"。前面我们提过"荥穴"这个概念了，它是泻火的穴位。所以，作为心包经的"荥穴"，劳宫可以清心热，泻肝火、安神和胃、通经凉血，所以也可以帮助治疗失眠、神经衰弱等疾病。

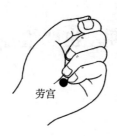

劳宫

劳宫穴有内外之分，我们这里讲的是内劳宫，它在手掌心，第2、第3掌骨之间，更偏向第3掌骨。大家拳头半握屈着指头时，它就在中指和无名指指尖正下方。按摩劳宫的时候，可以用双手的拇指互相按压，也可以将劳宫穴的位置对准桌子角按压，还可以用小木棒、笔套等较细但又不尖锐的物体帮忙按压。时间地点可以不受限制，作为日常保健，每天每只手按压5分钟也就可以了。另外大家如果出现心律失常以及由于情绪波动而导致血压不稳、心动过速，也可以通过按压劳宫穴来安定情绪，保持镇定，并且让心率恢复正常。

15. 进入更年期，也要给心一个适应期

　　对每一个女人来说，从生理上到心理上，更年期都是一道坎。闭经会给身体整个系统都带来极大变化，身体自身会努力变化、调整，以适应这种心理上的巨大改变，于是可能出现潮热、盗汗、心悸等一些症状。现代医学认为，这些不适是血管舒缩功能不稳定的表现。中医认为，这是心阴虚。同时，这些症状又会进一步加剧心阴虚，如果不能及时调理，会进一步出现心力不济等更加严重的症状。

　　除了身体上的各种不适，更年期的精神状态也是一个重要课题。很多女性在更年期有明显的焦虑、敏感、多疑、忧郁、爱争吵、注意力不易集中、容易被激怒等心理或精神方面的症状。这些问题，肯定是要用情志调节来解决的。所以，虽然更年期的种种症状跟肾气衰退关系更大，但我们一定要注意用心呵护我们的心。

　　前面在"心阴虚"部分我们已经讲过了，如果盗汗可以喝点小麦桂圆莲子

粥，也可以喝西洋参石斛茶。但如果是更年期的盗汗、潮热，更推荐当归六黄汤。古医书上的当归六黄汤方不止一个，至少也有5种，我们常用的是"金元四大家"之一李东垣《兰室秘藏》的组方。由当归、生地黄、熟地黄、黄柏、黄芩、黄连、黄芪组成，被誉为"治盗汗之圣药"。我发现它对于更年期的盗汗、潮热治疗效果非常好。

> 如果是更年期的盗汗、潮热，更推荐当归六黄汤。

　　只是，由于它养阴泻火的效果比较强烈，所以特别适合阴虚火旺的人。如果你脾胃比较虚弱，就不大适宜了。另外，这个方子还可以加减。比如，若是盗汗现象非常严重，可以加上五味子、浮小麦、山茱萸；若是阴虚但是实火比较轻，就可以去掉黄连、黄芩，加上知母。由于各人体质不同，所以还是建议大家咨询医生，根据自身情况加减。

　　身体上的不适可以用小麦桂圆莲子粥，关键的还是情志调节。大家一方面要改善不良的精神和心理状态，另一方面也要对更年期这一生理过程消除恐惧和顾虑。这方面关键还是要靠自己努力，让心静下来。

　　除了情志调节之外，这里再给大家介绍一道静心汤，也就是甘麦大枣汤，它出自《金匮要略》，专治女性更年期综合征、神经衰弱等心阴不足、肝气失和的病症。有歌诀曰："《金匮》甘麦大枣汤，妇人脏躁喜悲伤，精神恍惚常欲哭，养心安神效力彰。"

> 给大家介绍一道静心汤，也就是甘麦大枣汤。

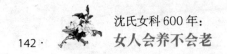

　　它的成分是甘草、小麦、大枣。做法是用甘草90克、小麦30克、大枣10枚加水适量，用小火煎煮，取煎液二次混匀，早晚温服即可。其中，小麦能和肝阴之热且养心液，甘草泻心火而和胃，大枣调胃，三者一起煎煮，可以甘润平补、养心调肝，起到养心安神、和中缓急的功效，可以帮我们缓解更年期综合征。

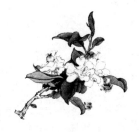

05

内调双肾

/女人肾不虚，疲惫去无踪/

调肾是我们上海沈氏女科的第三绝。我们一直认为，人有两个肾，一个主水，一个主火，单纯"补肾"是不全面的，要阴阳一起调，要做到补火不损水，补水避免滋腻。所以用药原则是坚持阴中求阳、阳中求阴，这样才能更好地调养肾脏。所以无论男女老少，也不管是肾阳虚还是阴虚，都适合"调肾"。

1. 肾虚，并不是男人的专利

拜满大街的小广告所赐，一提起肾虚大家就想起壮阳，似乎肾虚就是男人的专利，就跟性能力有关。其实不是这样的，这得从肾的概念和功能谈起。

在西医中，肾指的就是那两个蚕豆形状的肾脏本身。但中医不这样看，我们认为它不单单是指肾脏，而是包括内分泌、免疫、泌尿、生殖、呼吸、神经、血液、运动等一系列功能在内的一个整体概念。大家敢说自己在上述功能上不会出任何问题？假如不能保证，那肾虚就跟你有关。

很多女性在诊断完之后，听到我说她们肾虚，总是大吃一惊："女人也会肾虚？"是的，女人也会肾虚，而且比例相当高，并不比男人低多少。

还记得吗，本书一开始，在讲女人为什么比男人老得快时，我们提到过《素问·上古天真论》中的说法："女子七岁，肾气盛，齿更发长；二七而天癸至，任脉通，太冲脉盛，月事以时下，故能有子；三七，肾气平均，故真牙生而长极。四七筋骨坚，发长极，身体盛壮。……七七任脉虚，太冲脉衰少，天癸竭，地道不通，故形坏而无子也。"

这里我先稍微解释一下什么是天癸。天癸是肾中精气充盈到一定程度时才会产生的，是一种具有促进人体生殖器官成熟，并维持生殖功能的物质。这也就意味着，天癸对女性的生长发育、内分泌调节和生育能力至关重要。而肾气调理阴阳的功能肯定也不容忽视，所以对女性来说，肾脏同样是无比重要的器官。

> 天癸对女性的生长发育、内分泌调节和生育能力至关重要。

假如小孩子肾气不足，就会影响到身体生长；假如少女肾气不足，就会影响到月经的来临和生长发育；假如青年女子肾气不足，即便身体在顶峰状态也不会特别好；而到了中老年阶段，多发的骨质疏松、心脏病变等，都与肾有直接的关系。

古医书中对肾有很多描述，"肾是先天之本""肾藏精""肾主水""肾主骨""肾主纳气""肾司二便"等等，大家可以看出它有多重要。作为"先天之本"，肾的功能决定着我们先天禀赋的强弱、生

> 作为"先天之本"，肾的功能决定着我们先天禀赋的强弱、生长发育的迟缓、脏腑功能的盛衰。

长发育的迟缓、脏腑功能的盛衰。而肾所藏的"精"，既有先天之精，也有后天之精，先天之精是从父母那里禀受而来，而后天之精则来自五脏六腑。正如《素问·上古天真论》中所说的那样："肾者主水，受五脏六腑之精而藏之。"

所以，一方面，假如父母在孕育你的时候精气不足，那就有可能先天就肾虚；另一方面，不管是因为疾病还是衰老，假如五脏六腑的精气不足，也会导致肾虚。所以，肾虚跟身体虚弱一样，可能会因为先天或后天的因素所造成，并不是大家想象的那样只有纵欲过度才会有，跟结没结婚没关系，也不是男性的专利，女性同样要防止肾虚。

2. 乏力畏寒、尿频脱发，女人肾虚很受罪

要说起肾虚的症状，很多人都会想到腰膝酸软。大家可能不知道，畏寒怕冷、哈欠连天、喷嚏不止、面色发黑、牙齿松动也都是肾虚的表现。而对女人来说，假如你时不时地腰酸背痛，卸完妆发现自己面容枯槁、眼圈发黑、头发缺少光泽，这也有可能是肾虚惹的祸。所以，肾虚未必有你想象中离自己那么远。

现在，我们就来看看你身上有没有肾虚的症状吧。大家可以对照下面的症状做个小测试，如果其中五项在自己身上都有，那就应该引起警惕了。

1. 早晨起来枕头上有很多头发丝掉落。

2. 失眠：经常感到困倦，却无法熟睡，或者老是在做梦，睡眠质量很糟。

3. 晚上经常起床上厕所，白天也有尿频现象。

4. 情绪时常有些抑郁，喜欢发呆。

5. 很容易感觉烦躁，比别人更渴望幽静的环境。

6. 月经不调：经常不规律，老是推后或提前1周以上，月经淋漓、经行期长。

7. 腰膝酸软：弯腰稍久或稍微运动就会腰酸背痛，稍微站时间长就会觉得腿疼。

8. 体重有明显增加或下降趋势：早上起来，发现腹部肌肉松弛无力，苍白无血色。

9. 出现黑眼圈和眼袋，皮肤干燥，脸上出现鱼尾纹、黄褐斑等。

10. 性能力下降：通常没有什么欲望，甚至性冷淡。

11. 记忆力下降：前一刻还很清楚要做什么，下一刻怎么也记不起来。

12. 工作效率明显下降，上班老是无精打采，早早盼着下班。

13. 胃口不好，即使是合自己口味的菜，也觉得味同嚼蜡。

14. 坐、蹲的时间稍微长些，直立后会感到两眼发黑、头晕耳鸣。

15. 感觉免疫力在下降，春秋流感一来，自己首当其冲。

上面这些症状，有些是心血管方面的，有些是胃肠道方面的，有些是五官方面的，但它们全都跟肾虚或多或少有关系。

爱美的女性需要注意，由于肾对女性的生殖健康有重要影响，如果肾精虚亏，女性可能会出现内分泌失调，从而引发一系列不适的症状。比如随着雌激素分泌量减少，长痘痘、浮肿、脱发、心悸、失眠多梦、腰酸背痛等症状随之而来。

已婚的女性如果肾虚，会严重影响夫妻生活的和谐。女性肾虚的时候，雌激素分泌水平下降，容易出现性冷淡。而且，还容易引起白带清稀等妇科症状。

已过中年的女性更要注意了，由于肾虚的表现之一就是卵巢早衰，而卵巢功能的退化必将引起更年期提前。大家应该知道更年期意味着什么，如果它提

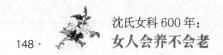
前了，会让女性衰老的速度大大加快。

　　由于肾虚会导致多种疾病的发生，而且肾跟女性的月经、怀孕、性生活质量都有着密切关系，所以大家不能不引起重视。尤其是都市白领和所谓女强人，更需要重视。因为你们的工作压力大，往往快节奏地工作和生活着。长期精神紧张、超负荷工作，不知不觉中就让身体内部环境各种失衡，肾虚作为其中一种，也就随之而来了。

> 肾跟女性的月经、怀孕、性生活质量都有着密切关系。

3. 久坐不动负担重，女人肾虚是常事儿

本章一开始，我就提醒过大家，白领女性以及女强人、脑力劳动者更要注意预防肾虚，因为跟其他女性相比，她们更容易遭受肾虚的困扰。为什么呢？

能够让身体出现肾虚的原因很多，除了一部分因为父母精血不足导致的先天肾虚之外，绝大多数肾虚都是我们后天不良的生活习惯、压力太大、喜怒无常等原因引起的。下面我们就来看看哪些不良习惯是应该避免的。

> 绝大多数肾虚都是我们后天不良的生活习惯、压力太大、喜怒无常等原因引起的。

第一个是熬夜。不管是熬夜加班还是熬夜看电视，熬夜都是现代女性肾虚的一个重要原因。因为跟其他肝脏一样，我们的肾脏在夜间也是需要得到休息的。假如这个休息时间不能得到保

证，肯定会影响到肾脏的健康。

第二个是脾气大。可能是生活压力太大，很多女性和男性一样要面对事业和家庭的各种责任，更容易疲惫。再加上很多女性感情细腻敏感，也不喜欢倾诉，所以更容易看不开，更容易出现情绪波动。大家应该知道，情绪不稳定、喜怒无常一定会影响到五脏功能，当然也包括肾脏。

第三个是憋尿。很多女性都有这个坏习惯，有时候是迫于无奈，比如正在开会不方便出去。但还有很多时候，是大家根本不重视这个问题，明明已经有了尿意还不肯站起身。如果经常憋尿，会让大量细菌在输尿管中繁殖，容易引起肾炎、尿路感染等问题，所以大家对这个问题一定要引起重视。

滥用药物也是肾功能下降的一个重要原因。大家都知道药伤肝，可能不知道它也会伤肾。比如止痛药，很多女性有痛经的毛病，一痛起来就吃止痛片。但事实上，很多常用的止痛药，比如阿司匹林对肾脏的伤害都是挺大的。而且，很多中草药，比如关木通、青木香、雷公藤等这些常见的中药，如果使用不当也会伤及肾脏。

喝水太少也是一个非常糟糕的习惯。很多人白天工作节奏快喝水不够，工作之余又带着孩子东奔西跑，喝水也太少。而肾脏喜水，如果饮水量不足，尿量就会减少，尿液中携带的废物和毒素的浓度就会增加，肾脏就更容易受伤。

还有一个非常重要的原因，那就是久坐不动。因为中医认为"腰为肾之府"，

> 需要长时间坐着不动的办公室女性，一定要注意保持良好的坐姿，这对护肾很重要。

假如你"静若处子"整天坐着不动，坐姿又不是特别好，就很容易让腰背部经络气血阻滞。如果气血不畅，一方面不通则痛，另一方面也会感到四肢寒凉。很多女性白领会小腹寒凉、水肿，跟久坐都不无关系。

所以，需要长时间坐着不动的办公室女性，一定要注意保持良好的坐姿，这对护肾很重要。而且，每坐40分钟到1个小时，就应该站起来伸伸腰、踢踢腿，或者给植物浇浇水。还可以两手背在身后并交叉握住，适当拍打腰部肌肉。回家之后也不要"坐着不挪窝"，这样不仅可以保护肾脏，还可以保护肝脏，对身心健康都更有益。

4. 肾虚也分阴阳，辨证调养是关键

肾虚其实是一个较为笼统的概念。在中医看来，肾是先天之本，是人体生殖发育的根源，脏腑功能活动的原动力。而肾精气，可以分成肾阴、肾阳两类。它们俩平衡的时候，是最好的状态，一旦失衡，就会出现肾阴、肾阳偏衰或偏盛的病理变化，也就是肾虚。

所以，肾虚是分阴阳的，分为肾阴虚和肾阳虚。其实区分阴阳也很简单，一般来说，如果你是阳虚，就会怕冷，阴虚就会怕热。因为肾阳是全身阳气的根本，如果肾阳不足，不能温煦身体，就会怕冷。

> 一般来说，如果你是阳虚，就会怕冷，阴虚就会怕热。

当然这只是最简单的区分方法，诊断的时候我们还会结合脉诊等手段来判断。比如，肾阳虚亏火的，往往是舌胖大苔白淡，舌周边有齿痕如同裙边；而肾阴虚亏水的，多半舌体鲜红、手足心发热。

下面给大家罗列一下肾阳虚和肾阴虚各自的症状，方便大家判断：肾阳虚的人，往往畏寒怕冷、面色苍白、晨起容易水肿、腰腿冷痛、尿频、慢性腹泻，同时伴有性功能失常的表现，比如性欲低下；而肾阴虚的人，主要是经常感到无名低热、五心烦热、脸颊泛红，并且经常头晕目眩、耳聋耳鸣、面容憔悴、腰背酸痛、下肢无力。它们的用药是恰恰相反的，所以大家一定要分辨清楚再用药。

有一位患者我印象特别深刻，她叫薛寒，真是人如其名，有一种如冰似雪的清冷气质，举止优雅。在我面前略显尴尬地讲了她的问题，她说自己特别怕冷，这也就罢了，但是一受凉就闹肚子，男友嫌她太冷淡。她去看过医生了，说她肾虚。她不想吃中药，回去后就自己悄悄吃六味地黄丸。但是一直也没什么好转，所以过来找我看看。

我一听让她赶紧把药停了。六味地黄丸的确大名鼎鼎，它的配伍也非常合理。但是，它是针对肾阴虚的药物，如果是肾阳虚，再吃它那就是雪上加霜。大家想想看，本身就是肾阳虚，阳气不足，得温补肾阳。这时候你再继续滋阴，那可不是雪上加霜吗？

我看了看她体质还不错，肾阳虚的现象也不是很严重，就跟她说，假如实在不想喝中药汤剂，可以吃金匮肾气丸，这是一味补阳的中成药。再配合食疗和一些日常保健手法，应该很快就会恢复。

过了一阵儿她来复诊，跟我说她最近好像没那么怕冷了，大家都说她最近气色好了很多，而且跟男友的关系也更融洽了，还带了小礼物来感谢我。其实我觉得自己没做什么，很多东西都是常识，大家只要多学习一些相关知识，就不会"吃错药"，也能更好地养护自己的身体。

不过，通常我都不会建议大家自己用药，中医补肾很有学问，补阳要用

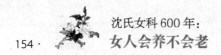
热性药、补阴药要用甘寒药这只是最基本
的，还要讲究"阴阳互根"，治疗中要做
到"善补阴者，阳中求阴；善补阳者，阴
中求阳"，相当复杂。

> 还要讲究"阴阳互根"，治疗中要做到"善补阴者，阳中求阴；善补阳者，阴中求阳"。

　　即便是中成药，也不是随便吃的。比
如，假如是肾阴虚，有头晕、耳鸣、潮热、盗汗的症状可以吃知
柏地黄丸；出现夜晚口干想喝水的症状要吃麦味地黄丸；出现头
晕目眩、视物昏花的现象要吃杞菊地黄丸。所以，想要达到更好
的用药效果，还是建议大家找有经验的医生咨询，在医生的指导
下服用。

5. 女人天生爱美丽，养颜先要补肾气

　　既然肾气虚亏是女性很容易面临的烦恼，但如何补肾也是我们应该关注的话题。由于女性肾虚以后会有黑眼圈、黄褐斑、水肿、脱发等有损容颜的症状出现，所以即便为了美丽，我们也得关注肾脏健康。

　　前面已经讲过，肾虚也分阴阳，但其实肾虚可以有肾阴虚、阳虚、气虚、肾精亏虚等多种类型，阴虚和阳虚是较为常见的。但在同一个人身上，可以同时有阴虚和阳虚的症状出现，叫作阴阳两虚。所以，假如大家已经感觉到身体不适，建议还是去就医。假如只是日常调养，我们倒是可以自己进行。这一小节内容，我们谈谈肾气不足的问题。

　　如果非要用最简单的话语来描述，那就是阳虚怕冷，阴虚怕热，气虚无力。这

> 阳虚怕冷，阴虚怕热，气虚无力。

么一说，会不会有很多女性觉得自己气虚？现在就来对照一下，看自己有没有肾气虚的症状吧。

重口味。大家别误会，这只是字面上的意思。爱吃味道厚重的东西，最好又咸又辣。这是因为脾胃功能很弱，需要用重口味把元气调上来帮助消化，说明肾气已经不足了。

每天下午5点到7点钟发低烧。发高烧往往是气血很足的表现，低烧则相反，说明体内气血水平很低，肾气已经严重不足。

年纪轻轻就有很多白头发。发为肾之华，头发的根在肾，如果很年轻头发就花白了，说明肾精不足，需要补肾气。

中老年人小便时头部打激灵。由于肾气不足，气血虚，所以下边一使劲上边就空了，就会打激灵。

总是想要不自觉地抖腿。坐着的时候总是不自觉地抖腿，对有些人来说是坏毛病，对另一些人来说可能就是肾精不足的表现。

睡觉时爱出汗，也就是"盗汗"。汗为心液，盗汗有可能是心气心阴不足，但也有可能是肾气不足。

大家可以对照一下，假如自己身上有这些问题，就得注意补肾气了。最安全也最方便的还是食疗。假如肾气虚的现象不算严重，大家就可以通过日常饮食调养来解决。枸杞子、虾子、菠菜、鸡蛋、当归、阿胶、黑木耳、龙眼干以及下面我们会讲到的黑色食物、植物种子等，对益肾气都很有帮助。但在这里，我想要讲一个沈氏女科的小秘方。

女性如果既想调肾，又想养颜，可

> 女性如果既想调肾，又想养颜，可以试试银耳莲子核桃羹。

以试试银耳莲子核桃羹，这是我父亲一直推崇的调肾良方。制作起来也很简单，就跟平时熬粥一样。为什么它这么受重视呢？大家可能不知道，古代科举考试的考生，被关在号房里考好几天，考完以后身心俱疲的文弱书生往往会大病一场。所以，考完试以后的身体调养是非常重要的。他们吃什么呢？就是莲子银耳羹。除了这个汤羹，核桃也是必备的。

为什么呢？莲子能清热降火，银耳则是补脾开胃、补脑提神的滋补佳品。而核桃补脑益气，还能治疗神经衰弱。所以会受到身体虚弱的书生们青睐。而这里我们把三者一起熬煮成粥，补脑的功效自不待言。可是，补脑跟补肾又有什么关系呢？

在中医理论里，脑与肾是相通的，所以有"补肾就是补脑"的说法。对于脑力劳动者来说，大脑工作的时候消耗的，那可是肾里的元气，所以非常容易引起肾气不足。这时候，喝点儿这个粥，就可以有极好的补肾、醒脑的效果。我的患者里绝大多数都是整天需要耗费心神的脑力劳动者，所以我会经常给她们推荐这个粥，这里也推荐给大家，你们不妨尝试一下。

6. 冬天重在补肾，夏天重在护肾

春天是养肝的最佳季节，夏天最适合养心，最适合补肾的季节是冬天。因为中医理论认为"春夏养阳，秋冬养阴"，冬季是自然界万物封藏的季节，而肾脏在五行中属水，是阴脏，所以冬天正是养护肾脏的最好时机。

> 冬季是自然界万物封藏的季节，而肾脏在五行中属水，是阴脏，所以冬天正是养护肾脏的最好时机。

首先是食养，多吃一些护肾的食物，大家可以记一下：黑色的、黏滑的、植物的种子，都是养肾的，大家可以适当多吃一些，后面我们会讲到。少吃一些过度苦寒、冰凉的食物，因为它们容易伤肾，比如芦荟、苦瓜、雪糕、鹅肉、冰啤等，都不宜多吃。补肾的食物有很多，一般来说，冬天更适合选择核桃、枸杞子、狗肉、羊肉、黑芝麻、龙眼肉等温性食物。

假如大家本身有肾虚症状，还要结合体质进行调养，比如肾阴虚的人，可以吃一些偏向滋阴的食物，如灵芝草、银耳、羊乳、猪蹄、黑芝麻、樱桃、桑椹、山药、何首乌、枸杞子等；而肾气虚的时候，可以吃一些羊肾、火腿、鸡肝、泥鳅、豇豆、栗子、莲子、肉桂等。

这里重点给大家推荐一款调肾茶：原材料是枸杞子、决明子、白扁豆、山药、茶叶（沱茶、普洱茶或铁观音均可），等量开水冲泡饮用即可。它既能调肾，又能减肥，对脾肝肾都有很好的调养作用。这是我们沈氏女科五百年家传的调肾茶，我父亲自己每天都在坚持喝，身体一直保养得很好。

除了这个茶，再给大家推荐一款补肾养身汤——灵芝陈皮老鸭汤。原材料需要老鸭、灵芝、蜜枣、老姜、陈皮，以及适量盐。做法是先把老鸭宰杀干净，沸水焯过待用；然后将灵芝、陈皮、蜜枣洗净、老姜洗净切片备用。接下来，把老鸭、灵芝、陈皮、蜜枣、老姜放入开水锅中，用中火煲大约2个小时，加盐调味即可趁热服用。鸭肉可以"滋五脏之阴，清虚劳之热，补气解水，养胃生津"，配以养心安神的灵芝、理气健脾的陈皮，滋补强体的功效很好。女性大都体寒，冬天喝这个清润可口的汤，可以滋补肝肾、养阴止喘，所以特别适合阴虚体弱的女性服用。

除了饮食调养，冬天还要保证充足睡眠、避免过度劳累，也要节制性生活。体力劳动过重会伤气、脑力劳动过重会伤血、房事劳动过度会伤精。所以大家要懂得节制，才能有助于养护肾精。

夏天不是养肾的好季节，但是我们要好好保护肾脏。因为夏天气温比较高，我们身体的抵抗力本身就下降

夏天不是养肾的好季节，但是我们要好好保护肾脏。

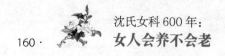
了。再加上一些生活习惯，比如一边吃海鲜一边喝啤酒；天黑得晚而且晚上温度宜人所以夜生活丰富，因此经常熬夜；由于天气炎热胃口不好，所以吃得更咸更辣，口味更重；大家身体损失水分更多，需要多喝水，但是很多人并不重视补充水分。而这些生活细节，其实是最伤肾的。假如我们不注意，肾脏就很容易受伤。所以，大家别以为夏天不需要补肾就对它置之不理，还是要改掉一些不良习惯，好好养护肾脏的。

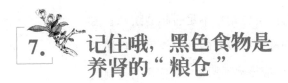

7. 记住哦，黑色食物是养肾的"粮仓"

大家还记得五色和五脏的对应关系吗？"白色入肺，红色入心，青色入肝，黑色入肾，黄色入脾"，肾脏对应的是黑色。所以，黑色食物养肾的功效一般都很好。

> 肾脏对应的是黑色。所以，黑色食物养肾的功效一般都很好。

女性肾气最盛的时期是21岁左右，25岁以后就开始渐渐衰退。头发易断无光泽、睡眠不好、黑眼圈等等肾虚症状就接踵而至。所以，建议女性从25岁开始，可以在餐桌上增加一些黑色食物。现在就来为大家盘点一下传统补肾食品"黑五类"。

第一个是黑豆。古人称黑豆是"肾之谷"，它味甘性平，不仅形状像肾，而且还归脾、肾经，有补肾强身、活血利水、解毒润肤的功效，特别适合肾阴虚的人食用。而且黑豆还能让头发更加黑亮润泽。大家除了熬粥，还可以把黑豆加盐水煮熟，当作零食吃。

第二个是黑米。黑米是米中珍品，也被称为"黑珍珠"，有开胃益中、滑涩补精、健脾暖肝、舒筋活血等功效。由于滋补作用很好，所以它也被称为"补血米""长寿米"等。不过黑米的营养成分大都集中在黑色表皮上，所以不宜吃精加工的。

第三个是黑芝麻。它是众所周知的补肾佳品，它性平味甘，有补肝肾、润五脏的作用，对因肝肾精血不足引起的眩晕、白发、脱发、腰膝酸软、肠燥便秘等有较好的食疗作用。它在乌发养颜方面的功效，女性朋友们应该都不陌生。大家平时自制点心、做菜的时候都可以放点，还可以放在粥里，每天吃一点。

第四个是黑枣。红枣注重补血，黑枣注重补肾。而且黑枣营养丰富，有"营养仓库"之称，有补益脾胃、养肾阴血的功效。黑枣和红枣一起吃，养肾护肝的效果也很好。

第五个是黑木耳。黑木耳性味甘平，具有补气补肾、凉血止血等功效。而且，它的铁含量也非常丰富，被誉为食品中的"含铁冠军"。女性容易贫血，所以黑木耳也是非常好的补血补肾食物。

除了它们之外，还有黑香菇、紫菜、发菜、海带、乌骨鸡、黑海参、黑蚂蚁菜等蔬菜，以及黑加仑、葡萄、桑椹、乌梅、李子等水果，都是很受女性欢迎的黑色食物。

刚才我们已经讲过了，最佳的补肾季节是冬季，因为冬季肾气最易耗损，而且最应该藏肾精。所以大家可以在冬季多吃些黑色食物，帮助养护肾气。当然，保暖工作也是非常重要的，这样才可能更好地补充阳气，让肾气更充沛。

> 大家可以在冬季多吃些黑色食物，帮助养护肾气。

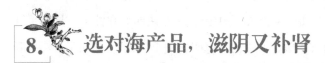

8. 选对海产品，滋阴又补肾

黑色的食物大都养肾，黏滑的食物功效也不差。这是因为，黏滑的食物大都富含胶原蛋白和精氨酸，最滋肾养阴。女性朋友对胶原蛋白的美容效果肯定不陌生，所以很多人会吃猪皮、啃猪蹄来滋养皮肤。其实，这些食物之所以能起到美容的效果，还是在于滋阴补肾的效果很好。

> 黏滑的食物大都富含胶原蛋白和精氨酸，最滋肾养阴。

所以，大家想要补肾养颜，海产品是不错的原则。比如，雪蛤膏、海参、牡蛎、花胶（鱼肚）、泥鳅、黄鳝、墨鱼等

> 大家想要补肾养颜，海产品是不错的原则。

滋阴的效果很好，肾阴虚者可以多吃点；而海马、海龙、蛤蚧、各种鞭类等偏于壮阳，适合肾阳虚者。不过不建议女性食用，肾阳虚的女性可以考虑蜂王浆。下面我们就来一起看看海产品中有哪些适合女性补肾的宝贝。

首先是大名鼎鼎的鲍鱼。这是传统的名贵食材，位居四大海

味之首。现代医学认为女性适当吃一些鲍鱼很有好处，可以调整肾上腺分泌、调节血压、润燥利肠，治疗月经不调、大便秘结等疾患，甚至还能抗癌。而中医也一直非常推崇鲍鱼的食疗药效，它具有滋阴补阳、止渴通淋的功效，是一种补而不燥的海产品，吃了以后不会有牙痛、流鼻血等大补过后的副作用。它"养阴，平肝，固肾"的功效非常突出，所以是肝阴虚者的上佳之选。

而鲍鱼那漂亮的壳，是一味很好的中药，叫石决明。它性平，具有平肝熄风、潜阳除热、明目等功效，所以古书也叫它"千里光"。它除了清热平肝的功效很好之外，还可以滋阴壮阳，不过经常被用在中药里，大家平时不大用到，了解一下即可。

接下来是干贝，它又叫江瑶柱，是扇贝的干制品。现代营养学认为它营养非常丰富，是能和鲍鱼、海参媲美的优质食材，而矿物质的含量远在鱼翅、燕窝之上。中医认为它性平味甘咸，能补肾滋阴，所以肾阴虚者可以常吃一些。

而肾阳虚的人，可以选择可爱的海马。但是海马不能直接吃，而是晒干磨成粉以后成为一味中药。这味名贵中药，可以补肾壮阳、活血散结、消肿止痛，可以治疗女性肾阳虚衰、宫冷不孕、腰膝酸软、尿频等症状。

最后还有一个海参，放在最后不代表它不重要，而是因为它特殊。海参同人参、燕窝、鱼翅齐名，是世界八大珍品之一。它本身性温，所以可以补肾之阳气，但又质地阴柔，所以是肾阴肾阳双补之品。所以，对于阴阳两虚的人以及所有肾虚的人，海参都是不错的选择，它可以补肾固本，也就是俗话说的培元固本。只要肾脏这个根本强健了，就会惠及其他脏腑，所以我们的身体也就更健康。吃海参的时候，建议清淡一些更好，比如大家可以把它和大米一起做成海参粥等，这样吃更有营养。

不过，虽然各种海产品的补益功效都很好，但是大家在用它们食疗之前，建议还是跟医生沟通一下，免得因为对食物品性不清楚而食用不当，那就很难达到预期的效果了。

9. 小小的坚果，护肾养肾的小宝贝

其实不仅仅是坚果，凡是植物的种子，大都具有补肾阳的功效。因为对于植物来说，种子是什么呢？是胚胎，是未来的希望，这是一个即将萌发的生命，所以里面贮备着足够的能量，那些代表光明、向上的力量，在中国传统文化中是属于"阳"的。比如大家熟悉的枸杞子，以及中药中常用的五味子、覆盆子、菟丝子、车前子等，都可以帮我们很好地补养肾气。

> 凡是植物的种子，大都具有补肾阳的功效。

这里我们来谈谈坚果。它是很多女性都爱吃的零食，但大家可能还不知道，坚果也是养肾护肾的宝贝，下面我们就来一起看看。

首先是栗子，它被称为"肾之果"。糖炒栗子是很多人的心头大爱，它不仅好吃，还有养胃健脾、补肾强筋、活血止血、止咳化痰的功效。所以，由于肾虚导致腰膝酸软、腰脚不遂、小便频多以及脾肾虚寒的人，可以适当多吃一些。需要注意的是，栗子生吃的补肾效果更好，不过生吃也更难消化。一般来说，每天吃5～10颗栗子即可，吃太多了也不好。

其次是核桃。核桃是著名的补脑佳果，前面我们提过，中医认为补脑即补肾，核桃味甘、性温热，具有补肾固精、温肺定喘、润肠的功效。不过这里我们说的是大核桃，江浙一带的山核桃不在此列。不过，大家如果想用核桃补血养元、益气补肾，可以直接吃核桃仁，也可以煮粥喝。但是，最好不要吃加工过的蜂蜜琥珀桃仁之类的零食，否则营养会大打折扣。

接下来是榛子。榛子被称为"坚果之王"，其营养也是十分丰富的。中医认为，榛子有补脾胃、益气力、明目、养血的功效，对消渴、盗汗、夜尿多等肺肾不足之证颇有益处。所以，榛子不仅能够补脾益气，对于肾脏也有养护作用。不过榛子性偏热，吃多容易上火，每天最好不要超过30颗。大家可以直接吃，也可以和枸杞子一起煮成粥，对于肝肾亏虚者会有很好的食疗效果。

最后出场的，是最重要的腰果。它真是果如其名，是名副其实的"腰"果。大家应该知道肾俗称为腰子吧？腰果的形状和肾脏的形状很像，就已经符合了"以形补形"的说法。暂且不管这样是否科学，从现代营养学的角度来说，腰果作为世界四大干果之一，营养十分丰富，尤其是其中的锰、铬、镁、硒等微量元素，可以帮我们抗氧化、防衰老、抗肿瘤和抗心血管病。而且，它还有补充体力、消除疲劳、催乳、强身健体、增进性欲的效果。其中丰富的维生素A，还能使皮肤有光泽、气色变好。从腰果的营养学功效来看，其补肾健脾、补脑养血的功效也是毋庸置疑的。所以，大家不妨把它作为零食备选项，平时煮饭、炒菜、煲汤的时候也可以放一些。

除了这些坚果之外，杏仁、松子、花生等坚果，养肾健体的功效也都很好。建议大家不管有没有肾虚的症状，都可以在每天的早餐中加点坚果，或者每天吃一些核桃、腰果、杏仁等作为零食，对于脑力劳动者来说，这样做尤其有必要。

10. 肾主骨生髓，补钙调肾 试试"龙骨煲"

这里我们先要讲一下"龙骨"。有一味中药叫"龙骨"，是古代哺乳动物的化石。我们这里的龙骨跟那个没有关系，而是指猪的脊椎骨。尾巴骨又叫尾龙骨，潮汕话叫腰龙骨，大家只需要知道我们这里讲的龙骨指的是猪骨即可。

接下来我们看看"肾主骨主髓"。中医学认为，肾藏精，而精生髓，髓藏在骨腔之中，髓养骨，促其生长发育。所以，它们几个的关系是，假如肾精充足，就能够化生出足够的骨髓，那么骨质就能够得到滋养，会让骨质发育得好，也让骨质更加致密，更加坚固有力。反之情况则相反。所以，针对女性更年期后特别容易出现的骨质疏松，我们也可以从补肾入手。

> 女性更年期后特别容易出现的骨质疏松，我们也可以从补肾入手。

由于哺乳动物的骨骼和我们的一样，也有骨髓，所以，我们喝点骨头汤，对于补钙、调肾都是很有帮助的。广东人擅长煲汤那是出了名的，他们就喜欢在夏天喝"生地龙骨汤"，认为这个汤既能下火还能补虚。

其实广东人喜欢喝汤不是没有原因的。我们说春生夏长秋收冬藏，北方天气寒冷，适合各种生物收藏、自我修复。广东就不一样了，气候炎热会消耗过多元气，所以他们更需要注重养生。广东人的生地龙骨汤，用的是生地黄。生地黄蒸晒之后是熟地黄，生地黄、熟地黄的区别在于，生地黄的性味偏凉一点，而熟地黄偏温，补肝肾阴血的力量更大。所以，他们夏天用生地黄是比较恰当的。

虽然没有生活在广东，但我们完全可以用生地龙骨汤来补肾。喝的时候，生地黄、熟地黄各放一半就可以。具体做法是

> 我们完全可以用生地龙骨汤来补肾。

准备生地黄10克、熟地黄10克、龙骨1000～1500克、生姜1片。先将龙骨飞水，再将全部材料洗干净放入锅中，加适量水煲2小时即可。喝汤吃肉的时候，也可以考虑把地黄吃掉。跟骨头汤的香味混在一起之后，地黄的味道还是更容易接受的。

如果是冬天，大家直接放熟地黄即可，就不用生地黄了。如果你是皮肤粗糙、容易上火、长痘痘的人，可以适当多喝一些。

除了生地龙骨汤，另一个值得推荐的是山药木耳龙骨汤。材料是山药400克、龙骨500克、干木耳100克、生姜1块、枸杞子5克。煮的时候，跟大家平时做汤的步骤一样，只需要注意，等到龙骨炖到五成熟的时候，再放入木耳和山药，等到快熟的时候再

放入枸杞子焖一会儿。然后等到起锅的时候再加入食盐调味。

在这道粥里，山药是著名的药食两用食物，可以生津益肺、补肾涩精，不论脾阳亏或胃阴虚都可以吃，不管是养肺还是补肾，都可以吃它。而黑木耳是黑色食物，入肾，所以这道汤补肾的效果相当好，大家可以在冬天适当多喝一点。

除了它们俩，还有一个栗子煲龙骨，也非常值得推荐。刚才我们讲了，栗子也有很好的补肾功效。大家可以用甜玉米1根、新鲜生板栗100克、龙骨300克、陈皮1/3片、姜1片一起熬汤，不仅味道清甜，而且滋养脾胃、补肾益气的功效也不差。

11. 按摩3个穴位，补养肾精肾阴精神足

　　按理说，肾经也可以跟肝经、心经一样敲打，但是由于肾经循行的路线比较复杂，而且它上面有很多重要穴位单独按摩的效果很好，所以我们可以选择一些具体穴位来调肾。下面就给大家介绍一些重要穴位，它们各有所长，但补肾的效果都不错。

　　首先是涌泉穴。它是肾经上最重要的穴位，被誉为"健身之穴"。它是足少阴肾经的首穴，位于足心凹陷处。大家可以让脚掌的前掌弯曲，在凹陷的地方正好是涌泉穴。《灵枢·本输》里讲"肾出于涌泉"，是说肾经的经气就如同水井中的泉水一样，将从这里源源不断地涌出，所以在这个地方肾血是非常充足的。

> 涌泉穴。它是肾经上最重要的穴位，被誉为"健身之穴"。

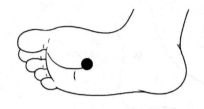

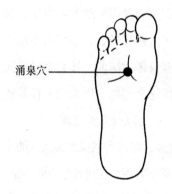

涌泉穴

　　大家可以经常用左手中间的三根手指按摩右脚心，用右手三指按摩左脚心，两手交替进行按上几十次，直到感觉脚心发热。大家可以每天晚上坚持用热水泡脚，同时按摩涌泉穴，温补肾经、滋补肾阴、滋生肾水、益精填髓、抑制肾脏虚火的效果都非常好。

　　按照从下往上的顺序，第二个是太溪穴。太溪是肾经的原穴，也就是说，肾经的元气大都汇聚在这里。所以，太溪穴是人体当中元气非常旺盛之处，古代医家称其为"回阳九穴之一"，也是足诊三脉"决生死，处百病"的三大独特要穴之一。所以，太溪的作用自然是很大的。作为肾经的原穴，它能够激发、调动身体的原动力，然后把它们储藏到涌泉穴去。由于太溪穴是原穴，所以按揉它可以既补肾阴，又补肾阳。

太溪穴是原穴，所以按揉它可以既补肾阴，又补肾阳。

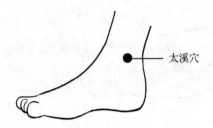

太溪穴

这个太溪穴在什么地方呢？它在脚内踝后缘的凹陷当中，在内脚踝后面到正中间那个地方。很多人跟我说，她们揉太溪根本没反应。那有可能是力气太小，或者身体太虚弱，要么就是没找对地方。大家要耐心点，平时多揉揉这个穴位，因为它不仅是肾经的大补穴位，也是全身的大补穴位，可以补先天之本。

有些人经常会脚跟痛，这就是肾虚，可以多揉揉太溪穴帮助冲散瘀血；有些人经常口干咽干，喝水都不管用，这可能是肾阴不足，也可以揉太溪；有些人肾结石所以经常肾绞痛，平时多揉太溪穴也能帮助缓解症状；甚至女性朋友们痛经，也可以揉揉太溪。

第三个就是肾俞穴，它的主要作用是强壮肾气，增强肾功能，特别是对月经不调、性冷淡有很好的调理作用。所以，月经不调、痛经的女性可以试试按摩肾俞穴。

> 月经不调、痛经的女性可以试试按摩肾俞穴。

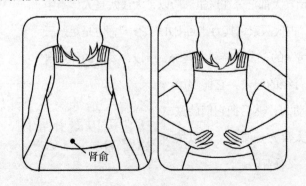

肾俞

　　肾俞穴的位置在腰部，跟肚脐在同一水平线上，大家在自己的背上找到跟肚脐眼正对着的位置，然后往左往右旁开1.5寸，也就是大约两指宽的地方，就是肾俞穴，左右各有一个。平时大家可以把两只手搓热以后，用手掌上下来回按摩肾俞穴，持续3～5分钟即可。或者直接用手指按揉这个穴位，直到有酸胀感，而且腰部微微发热为止。需要注意，如果天气寒冷，肚子不宜露在外面，以免着凉。所以按摩肾俞穴的时候一定要注意保暖。

　　除了它们之外，还有然谷、大钟、水泉、照海、复溜等多个肾经上的穴位都可以补肾，大家可以灵活掌握。就拿我们刚才讲的三个穴位来说吧，假如女性痛经，或者手脚冰凉，那就可以晚上泡泡脚，揉揉涌泉穴，再拍拍肾俞穴，把它们结合起来运用效果会更好。

12. 提肛叩齿搓腰，对肾最有帮助的小运动

　　除了大家熟悉的食疗，日常生活中有一些小动作，对补养肾脏也很有帮助。整天忙忙碌碌的现代人，可以多记住几个，抽空做一做，只要能够坚持下去，效果也会相当不错。

　　第一个是按摩腰部。这样做可以加快肾脏血液循环，比较适合体寒的女性。大家可以双腿并拢，两个手掌对搓，直到感觉到手心发热为止，然后两手分别按在后背腰部的位置，上下按摩，一直到有热感为止。有时间的话，可以每天早晚各　次，每次各200次左右即可。

第一个是按摩腰部。这样做可以加快肾脏血液循环，比较适合体寒的女性。

　　第二个是握固。动作要领是把双手大拇指扣在手心里，指尖位于无名指的根部，然后弯曲剩下的四根手指，稍稍用点力，握

牢大拇指，整个动作的感觉就好像你在手心里握紧了一个宝贝似的。平时等车的时候、走路、发呆、看电视、闲聊等一切闲暇的时候，都可以练习。

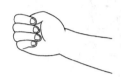

这个动作出自晋朝的著名道士葛洪，是道教养生修炼中常用的一种手式，有助于安魂定神，收摄精气。经常做做这个动作，可以将精气神固于体内，让人体精气收藏、气血布散，长期坚持可以安定神魂、辟邪防疾，对肝肾的调养效果都挺好的。

> 长期坚持可以安定神魂、辟邪防疾，对肝肾的调养效果都挺好的。

第三个是用脚后跟健走。这个其实很简单，大家平时走路的时候，如果没穿高跟鞋，就可以尽量步子迈大一点，不要弯曲膝盖，让脚后跟先着地。而且，腿在往前迈步的时候，脚尖要伸直，就好像在踢球一样。前脚在落地的时候，后脚脚尖要跷起来。这样做，实际上是在刺激脚部肾经上的穴位，可以很方便地调养肾脏。

第四个是三圆式站桩。这其实是练习气功的一个方法，可以补益元气，常做能使肾元充沛，筋骨劲强。具体动作是这样的，大家保持站姿，两脚分开，与肩同宽，然后两手从身体两侧向前弯曲，两臂要抱圆，位置大概与肚脐差不多高。然后与此同时，两膝微微弯曲，重心下沉，两膝的关节微微向两旁打开，使得裆部感觉是圆的。至于背部，要略微呈现弓形，含胸，挺直背部，这会使得腰背部略微往后拱。这样一来，前后、左右、上下都是

圆，也就是所谓三圆。道家站这个桩，是为了让心肾相交，以达到延年益寿的
目的，大家也不妨一试。

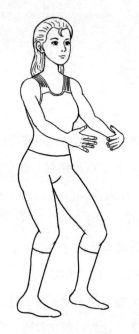

第五个就是著名的如厕叩齿。叩齿俗称"叩天钟"，就是上下牙相互轻轻
叩击，为什么要在如厕的时候做这个动作呢？本身这个动作是可以增强牙齿力
量的，但由于"肾主骨"，而"齿为骨之余"，人体排尿的时候肾气流泻，所以
选择这时候叩齿，有助于固摄肾精、强壮骨骼。民谚有"朝暮叩齿三百六，七
老八十牙不落"的说法，大家也不妨试试这种保健法。

除了它们，还有前面讲过的热水泡脚按摩涌泉穴、肾俞穴等，这些保健小
方法，都可以让我们补肾纳气，更加心神清爽，大家在日常生活中不妨选择自
己更喜欢的方式尝试一下。

13. 扯拉搓揉耳朵，让肾元更加强健

　　刚才我给大家介绍了不少有益养肾的小动作，这里给大家介绍一组小动作，它们都跟耳朵有关。为什么跟耳朵有关的小动作可以保养肾脏呢？这是因为人的肾气是通于耳的。在中医的很多经典中，比如《灵枢·口问》《灵枢·脉度》《寿世青编》《外台秘要》等书中，都有"耳为宗脉之所聚""肾气通于耳""肾开窍于耳""一身之气贯于耳"的说法。

　　这些说法大家即便不甚明白，至少也能看出来耳和肾的关系密切。其实耳朵上的49个穴位，跟身体的各个部位和脏器以及经络都有着密不可分的联系。所以，通过对外在的耳朵进行物理刺激，我们就可以调理内在的肾脏。下面给大家介绍一些耳朵保健的方法。

> 通过对外在的耳朵进行物理刺激，我们就可以调理内在的肾脏。

　　首先是扫外耳。把双手从耳朵外面往前扫，大家会听到"嚓嚓"

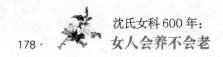

的声音。每次做20下，每天可以做数次。长期坚持，可以强肾健身。

其次是拉耳尖。具体做法是用右手从头顶绕过去，往上拉左耳14下。然后左手也一样，从头顶绕过去往上拉右耳14下。这样可以让肾气更加充足，肾气足了，听觉就会更加灵敏。所以，如果大家有头晕耳鸣的症状，可以试试这个小动作。

接下来是著名的鸣天鼓，它对中老年人常见的耳鸣、眩晕、失眠、头痛等疾病有良好的疗效。具体做法是：两掌分别紧贴于耳部，用掌心把耳孔盖严实，拇指和小指固定不动，其余三根手指一起或者分指交错叩击头后枕骨部，也就是脑户、风府、哑门穴。如果大家敲对了，会听到耳朵里面有"咚咚"的响声，就像是在敲鼓一样，所以叫鸣天鼓。

> 鸣天鼓，它对中老年人常见的耳鸣、眩晕、失眠、头痛等疾病有良好的疗效。

我们还可以揉耳轮。具体做法是用食指贴在耳郭内层，拇指贴在耳郭外层，不管凹凸高低，两指相对，把耳轮捏揉个遍。每次做2~5分钟，直到感觉到耳朵发热为止。如果发觉有痛点或者感觉不舒服的地方，说明此处对应的器官有病变可能，就可以适度多捏揉。每天都要揉，一直到痛点消失。

按摩全耳也是很好的保健手法。大家可以把双手手掌心摩擦发热后，往后按摩耳朵正面，再往前反折按摩耳朵背面，反复按摩5~6次。这样折腾耳朵，可以疏通经络，对肾脏和全身的经络脏腑都有保健作用。

这些耳朵保健小方法都是简便易行的，如果大家能把上面这些动作和搓、揉、点、捏等按摩手法很好地结合起来，就可以更好地强身健体，颐养肾元。只是女性朋友记得一定要把指甲剪短，免得伤到耳朵。

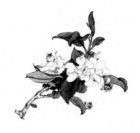

06

内养气血

/让女人面色红润，妇科好/

正所谓"难病千变，不离气血"，气血对我们的身体，尤其是女性的身体是非常重要的。女人比男人更需要气血的滋润，但由于一生有很多"出血"的机会，所以比男人更容易出现气血亏虚。因此，女性养生一定要注意气血的调养，只有养好了气血，大家才能告别面色萎黄无华、唇甲苍白、头晕眼花、倦怠乏力等早衰的症状，让自己更加健康美丽。

1. 人活一口气，女人年轻靠气机

在中医里，"气"是一个经常出现的概念，也是一个很难讲清楚的概念。大家可能听到过肝气、肺气、肾气、脾气、卫气、营气、宗气等各种说法，让人特别头大，其实大家可以执简驭繁，只记得住一句话就行：气，是我们身体的动力。

> 气，是我们身体的动力。

简单来说，它包括了我们先天的元气以及后天的各种脏腑经络之气。所以，不管是肾中的精气还是脾胃的水谷之气、肺中的清气等，都属于"气"，都在为我们的各项生命活动提供动力。它就像是树根，为身体这个枝干提供源源不绝的能量。如果树根很弱，枝叶自然不可能繁茂。所以《难经》说"气者，人之根本也，根绝则茎叶枯矣"。

都说"人活一口气"，用我们沈氏女科非常推崇的明代名医张景岳的说法，则是："人之有生，全赖此气。"所以，"气聚则生，气壮则康，气衰则弱，气散则亡"，不管是我们的健康还是美丽，都跟气有着莫大的关系。

比如说"元气"。这种气是由元精，也就是父母之精化生而来的，它是一种先天的东西，藏在肾里。但是，它又要靠后天的精气给予充养。它在我们身体里的主要作用是促进生长发育，温煦和激发脏腑、经络等组织、器官的生理功能。

对女人来说，如果我们的元气充足，就会吃得好睡得香，头脑也很灵活，于是身体会很轻盈，不会有各种水肿，脸庞轮廓自然会更加精致，身体曲线也就更优美。而且，由于元气足，整个人的精气神儿是非常好的，这个人看起来就很年轻，给人蓬勃向上的感觉。

可是现实生活中，很多人的元气都在受到伤害。大家应该听说过，我们常说一个人做了手术之后会"元气大伤"，说的就是这个元气。不管是过度劳累、熬夜、身体过于劳累，还是精神压力太大、情绪波动过多，抑或外伤或者手术失血过多、人流、月经失调、大病不愈等，都会使得元气大伤。结果就是容颜衰老得更快，更容易生病。

再说说"精气"。它分为先天之精和后天之精，但不管是哪种，都对我们的生长发育尤其是生殖功能有着至关重要的作用。所以，精气是维持女人月经、受孕、怀胎所必需的物质。

·大家可能听到过一个说法——"男精女血"，说的就是这个"精气"。对女人来说，她们的精气是否充足，很大程度上取决于子宫和卵巢。这两个器官对女性有多

> 对女人来说，她们的精气是否充足，很大程度上取决于子宫和卵巢。

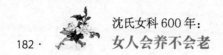

重要大家应该知道，如果它们气机不足、很虚弱，女人也会迅速变衰老。所以，女人一定要关爱自己的子宫，呵护好自己的卵巢，让它们气血更充盈，得到更好的滋养，这样才能自内而外地延缓衰老。

上面我谈的，只是"气"的一部分作用，大家可以窥一斑而知全豹，感受到气对我们的重要性。假如肺气不足，由于肺主皮毛，所以皮肤就会黯淡干燥、毛发也会憔悴枯燥。如果脾胃之气不足，由于脾主肌肉，所以皮肤就不会丰润而有光泽，形体也很难优美。所以，女人要想年轻美丽，必须呵护并且调畅好体内的气机。

2. 血是气之根，气血充足才美丽

　　刚才我们谈了"气"，现在来说说"血"。中医认为"血为气之母，气为血之帅"，人体的结构和运行机制虽然务必精细复杂，但最根本的东西只有两样：一个是气，另一个是血。也就是《黄帝内经》中说的："人之所有者，血与气耳。"所以俗话说"补足血气，健康大吉"。

> 血为气之母，气为血之帅。

　　对于身体来说，气是动力，而血是这个动力的源泉。打个比方，如果你是一辆汽车，气就是推动汽车的那个动力，而血，就是汽油。没有这个根源在，气是不能存在的。但与此同时，血也是离不开气的温煦和推动的。它们一静一动，一阴一阳，共同构成生命活动的基础。由于这种密不可分的关系，所以我们往往是"气血"连言的。

　　假如一个人气虚，由于动力不足，就会变得老是感觉疲乏无力、气短懒言、食欲不振、头晕目眩、面色苍白、畏寒怕冷；而假如一个人血虚，由于血是营养滋润人体的，那么整个人就会出现心悸失眠、形体消瘦、皮肤干燥、面色萎黄、毛发枯萎、指甲干裂、失眠多梦、健忘心悸等症状。

所以，对每一个人来说，气血都是非常重要的。对女人来说就更重要了，因为它直接关系着大家的面子工程。为什么别人面色红润、皮肤娇嫩，而自己面色萎黄、粗糙长斑？那是因为别人气血足。气血好的人，气色和皮肤绝对不会差。

女人以血为本，可是偏偏每个月都会因为月经失血，孕产的时候也会失血，很容易气血不足。而她们对气血的敏感性要远远大于男性，气血失于调养，是很多妇科疾病的成因，也是很多妇科疾病的结果，所以平时一定要注重气血的调养。

> 气血失于调养，是很多妇科疾病的成因，也是很多妇科疾病的结果。

我注意观察过，一般那些显年轻、气色比较好的女性，气血相对都是充足的。当然，由于我接触的经常是身体不适的人，所以这种类型的人比较少。我的患者中，更多女性是皮肤粗糙、脸色黯淡、斑痕点点的，还有人皮肤出现了过早的松弛老化，显得比实际年龄老很多。每当听到她们提出能不能吃点什么药物美容的时候，我都会跟她们说："养养气血吧。"

刚才我们已经讲过了，这些问题都是气血失衡的结果。皮肤是要靠血液中的营养物质来滋养的，由于气不能正常地把血运送到皮肤，皮肤缺乏滋养，当然也就不可能光滑美丽了。而且，由于气血失衡，气的推动作用不够，还会有一些血停留在皮肤表面。大家别以为这会让你脸蛋红扑扑的，时间长了，就长出斑来。为什么呢？因为中医认为，斑点是气滞血瘀的标志。还有头发，发为血之余，气血失衡，头发跟皮肤一样，也就不可能润泽，而且还容易脱落。

所以，所有爱美的女性，想要美容，就得从调理气血开始。只有气血平衡了，皮肤才会自内而外发出光泽，也才会有白里透红的气色。全身通畅，充满活力，才是既健康又美丽的最佳状态。

3. 血气好不好，察言观色就能知道

想要知道自己气血好不好，不需要医生诊断，我们可以自己判断。因为气血不好，会在皮肤、气色、头发等各个方面直接表现出来，下面我们就来一起看看。

气血不好，会在皮肤、气色、头发等各个方面直接表现出来。

首先是看皮肤。皮肤白里透着粉红、有光泽、有弹性、没有皱纹、没有斑点说明气血充足。反之，如果皮肤粗糙、黯淡、发黄、长斑，都说明气血不平衡。有些女性的皮肤很白，可是苍白如纸，而且口唇淡白。这种苍白通常都是贫血导致的，这种女性一般都是气血两虚。

其次是看眼睛。如果你的眼睛随时都能睁得大大的，说明气血充足。反之，如果眼袋很明显、眼睛干涩、眼皮沉重，就说明气血不足。然后还可以看眼白的颜色，如果它清澈、呈白色或者鸭蛋青色，那是正常的，大家看小朋友的眼睛就知道了。如果眼

白的颜色变得混浊、发黄、有血丝，就说明你气血不足了，类似于所谓的"人
老珠黄"。

接下来是头发。就东方女性来说，如果你的头发乌黑、浓密、柔顺，代表
气血充足。反之，如果头发干枯、发黄、发白、开叉、掉发，都是气血不足的
表现。

然后是耳朵。如果你的耳朵圆润、肥大、饱满，说明气血很足，身体素质
很好。如果耳朵比较小，越来越僵硬，说明气血不是特别好。

接下来张大嘴巴，我们可以看看牙龈。除了是严重牙结石导致的牙龈萎缩
以外，假如牙龈萎缩，说明体内气血不足。所以，如果你发现自己越来越容易
塞牙，牙齿的缝隙越来越大，就应该引起注意了。

除了面部，手也可以很好地反映出气血状况。如果你的手一年四季都是温
暖的，说明气血充足。如果手心偏热或者出汗或者冰冷，都是气血不足的表
现；不管什么年龄，假如手指指腹扁平、薄弱或指尖细细的，都代表气血不
足，而手指指腹饱满，肉多有弹性，则说明气血充足；还有就是手指上的"青
筋"。正常情况下，手背上可以有青筋，但手指上不应该有。如果在食指上看
到青筋，说明从小到大的消化功能不好。如果在小指上看到，说明肾气不足；
大家再把手翻过来看掌心，如果掌心下面接近腕横纹的地方纹路多而且深，说
明小时候营养不大好，体质比较弱，气血不足。这类女性比较容易患妇科疾
病，要注意好好调养。

指甲上传递出的信息也很多。先看"月牙"。正常情况下，除了小指，其
他八根手指上都应该有月牙。如果在你的手指上看不到月牙，或者只有大拇指
上才有，说明体内寒气重，或者循环功能差，气血不足，导致血液到不了手指
的末梢，所以才没有月牙。月牙的大小也有讲究，在大拇指上，月牙的面积应
该占到整个指甲面积的1/4到1/5，在食指、中指、无名指上最好不超过1/5。

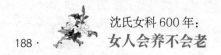
月牙过小，是气血不足的表现。但如果月牙过大也不是好事，可能容易出现高血压等症状。

月牙是指甲上应该有的，但纵纹可不是。假如你在指甲上发现纵纹，就要提高警惕了。这说明你的身体正在透支，很有可能气血两亏，很容易提前衰老。

最后还可以看看你的睡眠状况。如果你入睡很快、睡得很香、呼吸均匀，一觉就能睡到自然醒，说明气血很足。反之，睡眠质量有问题的，大都有血亏的状况。

> 睡眠质量有问题的，大都有血亏的状况。

看到这里，大家对自己的气血状况应该有一定了解了吧？假如发现自己有上述这些气血不足的症状，就得抓紧时间早点补气养血。这样才能给身体更好的滋养，让你更加健康、更加年轻，也更加美丽。

4. 月经是气血状况的"晴雨表"

刚才我们讲了怎样通过察言观色来判断自己的气血状态，其实对女性来说，月经是更为敏感且直接的标准。作为女性最重要的生理周期，它堪称女性气血的"晴雨表"。只要这个风向标有指示，我们就一定得引起注意，及时调经养血。

正常情况下，一个月经周期平均是28天，在24～35天之间都算正常。这个周期是这样计算的，从上一次月经开始的第一天，到本次月经开始的第一天，是一个周期。每次月经持续的时间，也就是出血时间，应该是2～6天，正常出血量是30～50毫升。长了短了、多了少了都不好。

这只是最基本的要求，具体我们还要看经血的颜色、质量。颜色深红、不稀不稠、没有凝结、没有血块、没有特殊气味的经血，才是质量最好的。而且，月经前后，情绪没有大幅度的波动、身体也没有其他明显不适，这才是最好的状态。如果上面标准有任何一条不符合条件，都表示气血可能有问题。

　　我们先来说周期。如果周期过短，比正常周期早7天以上，连续出现2个周期以上的，这大多是因为血热或气虚；如果周期过长，错后7天或以上，也就是40～50天来一次的，大都是体寒、血虚、气郁。

　　如果周期不规则，在两次月经间有不规则的少量出血，可能是由雌激素水平不足引起的。另外需要大家注意的是，某些"月经不调"可能是疾病的征兆。比如阴道、宫颈、子宫等部位的炎症，以及子宫肌瘤，会导致不规则出血和经血量多。所以，如果月经周期不规则，大家最好去做个检查。

　　接下来是月经量。但是，大家不能仅凭量的多少来判断。比如，如果月经量多，血色深红、质地黏稠的，这是血热。假如量多颜色却淡，质地又稀，这就是血亏的表现。所以，月经的量要结合月经的质来判断，才更准确。

> 月经的量要结合月经的质来判断，才更准确。

　　现在我们来看月经的颜色、质地。凡是颜色比较淡、质地稀薄的，大都跟"虚"有关，可以是气虚、血虚、脾虚、肾虚，也可以是有痰湿。凡是月经颜色深的，多跟实、热、瘀、堵有关，比如深红、暗红、紫红、紫黑、墨红，质地黏稠或有血块。当然，实际情况没这么简单。比如，有的女性月经颜色鲜红而且量多，这就是血热，而且是实热。假如颜色鲜红但量比较少，那就是血虚热。

　　然后我们来看伴随症状。如果经期出现头晕，同时伴随月经量少、色淡、面色苍白、牙龈舌头淡、心悸、神疲乏力等症状，就是典型的血虚；如果经期头晕，月经量小、色鲜红，同时心烦易怒、腰膝酸软、口燥咽干、颧骨发红等，这往往都是肝肾阴虚。包括是否痛经，都可以反映出身体状况。不过这个情况较为复杂，建议大家参考医生建议。

　　总而言之，正常情况下，月经除了会让你行动有一点不方便之外，不应该给你带来太多麻烦。只要你觉得月经对你身心都有影响，那其实说明你的身体是需要调理的，而且越早越好。

5. 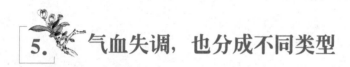 气血失调，也分成不同类型

　　看过前面的内容，现在大家应该可以判断出自己是否气血充足。但同样是气血不足，原因可能各不相同。有人是天生气血不够，她们的皮肤上基本看不到血丝，而且常年四肢冰冷。这种类型的人要调养气血的话，需要增加它们的总量。

　　但更多人是后天气血运行不畅。她们本身的血液总量并不少，但由于后天各种不良习惯导致经络堵塞，气滞血瘀，所以气血不通畅。她们调养的时候，就需要先疏通经络，然后再导引血液，最后才是增加身体的血液总量。

> 更多人是后天气血运行不畅。

　　我想说的是，气血不足其实只是气血失调的类型之一，而且跟其他任何症状一样，气血不足的调养也需要分清根源和类型，然后再因症施治。所以下面我就跟大家大致讲讲气血失调的常见类型。

　　首先是最常见到的气滞血瘀。作为人体的动力，气是一直在不停运动的，如果它在某个地方停滞下来，会导致血液流动也随之停滞，于是就出现了气滞血瘀。身体的哪个地方气滞血瘀，哪里就容易生病。比如，出现在心脏，人就会心慌、胸闷、心绞痛，患上心脏病。也就是《黄帝内经》中所说的："气血不和，百病乃变化而生。"

　　除了气滞会引起血瘀，气虚也一样。它跟气滞的区别在于，气滞本身气并不虚弱，只是被堵塞了；但气虚是体内的气比较虚弱，推动血液运行的力量不够，所以导致血瘀，这种是气虚血瘀。由于气虚，所以血瘀的部位可能是任何地方，而不通则痛，所以这种类型的血瘀，往往会出现胸腹疼痛，老人还会突然卒中。

　　然后是气血两虚。由于血与气一阴一阳，谁也离不开谁。气能生血，气能行血，气能载血，气虚的人，化生血的功能也会比较弱，所以容易导致血虚。这种情况，一般是由于久病不愈耗伤气血而引起的，这时候，整个人会显得弱不禁风、面色苍白或萎黄、指甲口唇比较苍白，而且常常头晕目眩、心悸失眠。调养的时候，重在补气。

　　还有两种情况，一种是"气不摄血"，由于气为血之帅，这个统帅力量不够，下属就可能不听话，擅自行动。于是血有可能溢出脉外，人就会吐血、便血、崩漏或者皮下出现瘀斑，情况是比较严重的。另一种是"气随血脱"，当人大量失血的时候，气也失去了依托，于是跟随血一起外脱。正所谓"人活一口

一般只有虚证才需要进补，实证是不能乱补的。

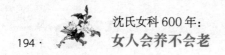
气"气脱阳亡"，这时候人会变得脸色苍白、手脚冰冷、大汗淋漓，严重的还会昏迷甚至死亡。

总而言之，想要补血的女性，不是光吃大枣或者阿胶就可以的，我们必须先分清原因再调养，切忌盲目进补。因为一般只有虚证才需要进补，实证是不能乱补的。让有经验的医生帮你分清气血、阴阳之后再补，才会有事半功倍的效果。

6. 胖人补气，瘦人补血，气血平衡才健康

为什么胖人需要补气，瘦人需要补血呢？大家可能听过一句俗话叫"瘦人血虚，肥人气虚"。中医理论认为，气不足就胖，血不足就瘦。因为气是人体的动力，如果气充足，就可以把脂肪和代谢垃圾，包括水湿痰液等，很好地排泄出体内。可是如果气不足，那么代谢产物排泄不畅，就容易在身体里堆积，人也就变胖了。所以，胖人大多阳气偏虚，容易罹患动脉硬化、卒中、冠心病等疾病。

> "瘦人血虚，肥人气虚"。

但是，同是肥胖，也有差异。比如，如果身体肥胖得比较匀称，同时少气懒言、容易疲倦、舌体胖大淡红有齿痕，那么这种人往往是气虚；如果身体肥胖但是又很怕冷，同时伴有大便溏薄、小便清长的现象，这就是阳虚；如果是身体肥胖并且眼睑肿泡、脸上油光可鉴、肚子上有"游泳圈"，说明体内有痰湿，使

得脾气不升，所以眼睑会浮肿；如果体形肥胖而且性情急躁易怒、容易长粉刺痘痘，说明体内有湿热郁积。

至于瘦人，血不足就瘦，因为血属阴液，血不足就很容易火旺，阴虚。火旺了以后，身体的代谢速度会加快，脂肪很快就会被消耗掉，吸收的营养物质也相对少一些，人就比较瘦。可能很多女性觉得"瘦了多好啊，我就想瘦"，但大家应该知道，从健康角度来讲，不胖不瘦才是最好的。

有一次我跟一苍白瘦弱的患者说，她需要补血，让气色好起来。她欣然同意，可是听到我说养血之后就会体态更匀称，不再皮包骨头，她却表示不要，一副宁死也不能胖的势头。我好说歹说，也开了药方，但不知道她有没有听话。对于这种类型的女性朋友，我想跟你们说，追求体态苗条没关系，但是也不能过头了，瘦得充满了病态并不美丽。让自己肌肤丰泽、肥瘦得宜，才是最美丽的，而且才能拥有持久的美丽。

所以，假如你体态比较肥胖，往往是气虚的，需要健脾益气，促进新陈代谢。适合你们的食物包括冬瓜、山药、木耳、白萝卜等健脾利湿的食物，它们可以促进脂肪类物质更好地代谢，避免脂肪在皮下堆积。另外，由于手是阳气的大本营，白天的时候，天地间阳气充足，所以早晨拍拍手，可以促进阳气升发，疏通全身气机。因此，胖人早晨或上午可以多拍拍手。

而瘦人往往阴虚火旺，所以应该滋阴，可以多吃一些百合、蜂蜜、苦瓜等滋

> 假如你体态比较肥胖，往往是气虚的，需要健脾益气，促进新陈代谢。

> 瘦人往往阴虚火旺，所以应该滋阴，可以多吃一些百合、蜂蜜、苦瓜等滋阴降火的食物。

阴降火的食物，至于辣椒、葱蒜、八角、桂皮等辛香辛辣的食物，以及煎炸爆炒和性热上火的食物，都要尽量少吃或不吃。和手相对，脚是阴血的大本营。由于晚上阳气收敛，阴气变重，所以晚上用热水泡个脚可以温暖阴血，补阴补血。因此，瘦人更应该坚持晚上泡个脚。

当然，不管是胖人还是瘦人，不管是补气还是补血，我们追求的都是让机体到达一个更加平衡的状态。我们需要根据自身具体情况，做出更细致的分析，发现自己身体哪里有短板，去把它补齐，这样我们就更健康了，也更年轻漂亮了。

7. 血瘀阻月事不顺，喝红糖生姜饮

假如你是一个林妹妹类型的女性，不仅容易肝气郁结，而且也很容易气滞血瘀。当然我这里说的林妹妹只是个典型代表，一般来说，凡是性格内向的女性、心胸不够宽广的女性、心思重的女性、长期精神压力大的女性，都容易出现气滞血瘀的症状。其中一个重要表现就是经血里面有血块。

经血里有血块只是表现之一，气滞血瘀的人，本身的气血是不通畅的，所以她们会表现出各种疼痛，比如头痛、痛经等。同时也会有各种瘀积的表现，比如色斑。

假如更侧重于气滞，那么"痛"的表现会更明显，不明原因的胸闷、两胁痛、胃痛、腹痛、例假前乳房痛等，都向我们提示气滞的存在。

> 假如更侧重于气滞，那么"痛"的表现会更明显。

> 假如更侧重于血瘀，那么"色"的表现会更明显。

假如更侧重于血瘀，那么"色"的表现会更明显，比如嘴唇、指甲的颜色发紫发暗，以及皮肤上可能有青紫色的斑、眼圈黑、脸上有黄褐斑等，来例假的时候痛经、经血颜色紫暗并且还有血块等，这都是血瘀的表现。

在我的患者里，很多年轻女性都羞于讲月经的事情。但是通过她们的气色以及其他症状，还是很容易判断出来的。判断出来之后，当然要给予相应的调养。一般来说，对于血瘀我们应该用行气、活血的药物和食物疏通气血，"以通为补"。这里我不可能给大家开药方，那要根据大家身体状况综合判断。不过这里可以给大家两个食疗方子。

首先是砂仁猪肚汤。原料选用砂仁10克、田七9克、猪肚100克。具体做法是先把猪肚用开水洗净，刮去内膜，祛除气味，然后与砂仁、田七一起放到锅里，加水适量烧开后用小火煮大约2个小时即可，然后喝汤吃肉。

在这个汤里，砂仁是常用的一味芳香性药材，也是味道与口感都很特别的食材。它能化寒祛湿，有很好的疏肝解郁、行气宽胸的功效，而田七可以散瘀止血、消肿定痛。再加上猪肚可以以形补形用来健脾胃，所以这个汤可以补虚损、健脾胃、补气血，特别适合孕妇和气短消瘦的女性。但是，阴虚有热的女性最好就不要喝了。

然后还有一个红糖生姜饮。原料是红糖、生姜，制作起来也非常简单，只需要把30克生姜切丝放入锅里，加入大约250毫升的水，放两勺红糖，煮开即可。大家也可以把生姜丝和红糖放在一个器皿里，加入适量清水，然后放在蒸锅里隔水蒸。

大家应该知道红糖对女性来说是很好的营养品，它有补血、益气之功效，所以非常适合产妇食用。而且红糖还有促进血液循环、活血舒筋、暖脾健胃、化瘀生新之功效。生姜性味辛温，有散寒发汗、化痰止咳、和胃止呕等多种功效，驱寒防湿的效果很好。它们一起煮水，可以很好地活血化瘀通经。体寒血

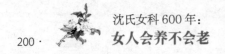
虚的女性不妨每天早晨喝一杯。

　　除了上面两个食疗方以外，大家还要注意少吃寒凉食物，比如冷饮、冰品、冰西瓜以及刚从冰箱里取出的食物等。另外也要少吃肥肉、甜食、油炸食品、高盐食物等，以免增加血液黏度，让血瘀的程度加重。具有活血化瘀通经功能的食物可以多吃一些，比如黑大豆、白萝卜、柑橘、大蒜、生姜、茴香、桂皮、丁香、桃仁、韭菜、黄酒、红葡萄酒、洋葱、银杏、玫瑰花茶、茉莉花茶等。另外还要多喝水、多泡脚，帮助身体行气活血，这样才能拥有更正常的月经和更健康的身体。

8. 排出寒湿，经络畅通身体强健

　　想要养好气血，我们需要保证气血在体内运行的管道是畅通的。如果管道有瘀堵，气血当然很难顺利到达身体各器官和组织。所以除了养足气血，疏通经络也是我们需要密切关注的事项，因为几乎所有人或多或少都有一些经络不通的症状。

> 几乎所有人或多或少都有一些经络不通的症状。

　　一般来说，凡是身体有疼痛的感觉就说明这里的经络不通畅了，而且只要是长疖子、痘痘、囊肿、肿块、长斑都说明经络里堵塞的废物太多；身上的青筋凸起比较明显、眼睛里有血丝、眼白变得浑浊、身体变得浮肿、关节出现积液等症状，都说明身体的某些地方经络不通了。

　　该怎么疏通经络呢？这得从经络不通畅的原因谈起，它的常见原因包括遇冷收缩、污物太多、血管内血流太少、周围组织的挤压等。其中，寒湿可以说是最主要的原因，所以，"升温"是疏通经络、调养气血最管用的方法。

然而，在风、寒、暑、湿、燥、火这"六淫邪气"中，最可怕的就是湿邪，它是最容易渗透的，也是最难赶走的。大家想想看，北方的冬天气候干燥，所以虽然很冷但还是比较好接受的。但南方的冬天温度其实不那么低，为什么很多人难以接受呢？就是因为湿气重，寒湿逼人。我们的身体也是一样，如果只有一样寒，还比较好应对。如果是寒湿，就很难去除了，而寒湿，偏偏是万病之源。

该怎么去掉寒湿呢？中医常见的手法是热疗，比如用加热后的沙、石、盐热敷，也可以用艾条熏灸，还可以用各种理疗仪照射祛寒，或是刮痧、火罐等祛寒湿等。但与此同时，身体内部也必须有足够的能量，所以食疗一定要跟上。这里我主要讲讲大家自己在日常生活中可以采用的一些保健小措施。

首先就是运动，体内有寒湿的人大都缺乏运动，但是越懒越要动。因为适当出汗是去寒湿的最好方法，不管是泡脚还是喝姜汤，都是想要靠出汗排出湿邪。但由于"动则升阳"，在出汗的方式中，合理的运动是最好的。不管是跑步、健走还是游泳、瑜伽，都有助于促进气血循环，加快水分代谢。

> 适当出汗是去寒湿的最好方法。

其次是药疗，大家可以自制祛寒药酒，不过它可不是用来喝的，是外用的。大家可以把50克花椒放在250毫升白酒中浸泡。如果你用的是花椒粉，48个小时就可以了。如果是花椒粒，要泡一周才可以。葱、姜、蒜、花椒这些调料都有很好的药用价值，大家应该都知道用生姜发汗可以逼寒气，这个花椒酒也跟姜汤一样疗效显著，它可以帮我们祛除六腑寒气。大家只需要把花椒酒擦在身上没有外伤的疼痛部位，来回上下搓就可以了。

最后讲讲食疗。理论上，常吃辛辣、温热的食物可以祛寒湿，但吃这些食物大家要注意掌握分寸，也要根据自己的体质来选择。但薏米粥则没关系，它们可以很好地祛除湿气。跟它一样值得推荐的还有红豆、茯苓、淮山、党参等，大家可以拿它们煮粥或者煲汤，都可以很好地利尿祛湿。给大家推荐红豆薏米粥，只需要把红豆和薏米按1：1熬粥就行，对女性来说，可以很好地祛寒湿，还能养心宁神。

除此之外，女性还一定要注意避免过多接触寒凉，比如经期不要冒雨涉水、坐在或躺在湿凉的地方，注意给小腹、腰部和双脚保暖。而且，如果身体内寒湿特别严重，还应该及时就医。

9. 女人最易血虚，这些食物来帮你

大部分人都知道女人由于自身生理特征的缘故，比较容易贫血，通常如果出现脸色苍白、萎黄、没有血色，基本上都是贫血的缘故。可能是因为女人太容易贫血了，所以很多人不太把它当回事，但实际上，血液作为人体最宝贵的物质，作为营养人体内外上下各部组织的物质，血虚是很严重的事。

《黄帝内经》说："肝受血而能视，足受血而能步，掌受血而能握，指受血而能摄。"五脏六腑、全身各组织都要靠血来营养。如果血液不足，也就是贫血、血虚，那么血液对人体的营养或滋润作用就会减弱，时间长了，不仅整个人变得憔悴衰老，身体也会变虚弱。

一般来说，比较严重的血虚患者，我会给她们用药物调理。但大多数只是有轻微血虚的女性，建议大家可以在日常生活中用食物调理。而且不管你是不是血虚，都可以适当多吃一些养血的食物，毕竟女人以血为本嘛。下面我们一起来看。

首先我们来说龙眼干，也就是桂圆肉。它是民间熟知的补血食物，益气补血的效果很好。李时珍说"龙眼大补",它是一味补血安神的重要药物,可以用于肝肾亏虚所致的血虚失眠、心慌等更年期症状,也非常适合孕妇和产妇食用。给大家推荐的食谱是龙眼杞蛋,做法是用龙眼肉30克、枸杞子20克加水煮开后,加入剥皮的熟蛋,再煮半小时即可。

然后是大红枣,众所周知的补血养颜圣品。中医认为红枣性平味甘,是很好的滋补营养品,可以补中益气、安神养血、改善血液循环,让脸色更红润。历来关于红枣益处的俗谚不胜枚举,比如"日食三颗枣,百岁不显老""门前一颗枣,红颜永到老"等。不过,红枣吃法不同,对身体的功效也是不一样的。如果泡水喝可以养肝排毒,熬汤喝可以止咳润肺,如果煮蛋可以补血养颜,熬粥可以安神助眠,泡酒可以让血管更通畅。我们补血的话,可以和龙眼搭配,做一个龙眼大枣蛋汤,不但补血养气,还可以养颜。

> 龙眼大枣蛋汤,不但补血养气,还可以养颜。

原材料是鸡蛋 200克、龙眼肉 50克、干红枣30克、当归 30克、红糖50克。做的时候可以把龙眼肉、红枣、当归洗净,红枣去核,鸡蛋煮熟去壳。然后取砂锅,放入龙眼肉、红枣、当归,加大约两碗清水,大火烧开后用小火煮20分钟,再加入鸡蛋、红糖煮15分钟即可。龙眼能健脾益气、养血安神。红枣、当归都能养血活血,是调理行经之佳品。所以这个汤特别适合女性气血两虚,经期、经后小腹疼痛的时候服用,脸色不好的女性也可以适当多喝一些。

第三个我想要推荐的补血佳品是黑豆。现在黑豆在我们的餐

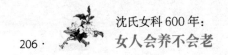
桌上似乎没什么地位，但它其实营养丰富，而且改善贫血的作用也非常好。不过需要注意，补血吃黑豆的时候需要带皮吃才管用。除了补血之外，黑豆还有驻颜、明目、乌发、使皮肤变白皙细嫩的功效。看到这里，很多女性都动心了吧？如果是产妇，可以用黑豆煮乌骨鸡喝汤吃肉；如果平时补血调养，可以用适量熟地、黑豆煮水然后加冰糖喝，补血养颜的功效就很好。

　　除了上面我讲的龙眼、红枣、黑豆之外，乌骨鸡、葡萄、南瓜、胡萝卜、甘蔗、黑米、黑木耳等，都是很好的补血食材。不管你是否血虚，都建议女性朋友日常生活中多选择这些食物，不仅补血养血，更驻颜美颜。

10. 补血养血，试试"妇科第一圣方"四物汤

这个"四物汤"，显然是四种物品熬成的汤。它可是大有来头的，是一道非常经典的补血、养血药方，早在唐代就已经被广泛使用了，被世代医家誉为"妇科第一方""血证立法""调理一切血证是其所长"以及"妇女之圣药"，等等。

那这四物汤到底是何方神圣呢？四物就是熟地黄、白芍、当归、川芎这四种中药材。它的标准配方为熟地黄12克，当归10克，白芍12克，川芎8克。当然，在具体服用的时候，医生会根据大家各自的体质有所增减。比如，假如是血热的人，要减少川芎的用量；假如是虚寒体质的女性可以用熟地黄，但热性体质的女性则要用生地黄；假如是既需要补又需要清热的女性，可以生地黄、熟地黄各半。

那么，这四种药材到底有什么神通，能被称为"妇科圣方"呢？这得从女性容易出现的毛病说起。首先，由于月经的关系，女性特别容易血虚，也就是大家常说的贫血。其次，十女九寒，女性本来就属阴，体质往往偏寒，所以

容易血瘀，血液流通不畅。这两者是互为因果的，血虚会引起血瘀，血瘀也会导致血虚，它们又往往会导致女性月经不调。

而四物汤呢？熟地黄能够补血填精，白芍可以滋阴养血，当归能补血活血，川芎是活血行气的，它们各自都可以很好地补血活血调经，放在一起又能增强药效。熟地黄、白芍性较阴柔，而当归、川芎性辛香，动静相宜，既能补血又不滞血，可以活血却不伤血，所以非常适合长期服用。

而且，除了配方非常合理之外，四物汤还很灵活。假如增加熟地黄、当归的量，略减川芎的量，是很好的补血方；假如少用当归、川芎或者不用它们，就可以帮助孕妇保胎；假如多用当归、川芎，白芍减量，则能治疗月经量少、血瘀型闭经；等等。此外，在四物汤的基础上，还出现了很多衍生药方，比如，加上桃仁、红花，变成桃红四物汤，不仅能补血养血，还能活血化瘀，是女孩子的养颜良方；假如气虚的女性，可以加上人参、黄芪；等等。

作为调经养血的第一圣方，四物汤特别适合血虚体质的女性在经期之后服用。凡是我判断有气滞血瘀症状的患者，我都会问问她们是不是月经量过少、经血中出现血块，有没有手脚冰凉、畏寒怕冷。如果这些症状全都有，那就是典型的血虚、血瘀症状，四物汤最拿手。我会让她们回家自己熬四物汤喝，很便宜，但是药到病除，特别管用。

每次遇到贫血的患者，我也会向她们推荐四物汤，而且叮嘱她们，一定是在每次经期之后喝，连续喝四五次就可以了，

> 四物汤特别适合血虚体质的女性在经期之后服用。

月经期间不要喝。根据反馈回来的效果，只要大家能坚持喝，养血的效果相当不错，而且养颜的作用也很好。

一般来说，大家没有特别需要，按照标准配方熬制就可以了，但是假如想要达到更好的效果，最好咨询一下中医，看是否需要调整方子。比如，由于四物汤的药性以"补"为主，所以具有温燥性质。对一些热性体质或内热比较大的人来说，喝它容易上火、长痘痘。这时候，我通常会给她们加上黄芩和黄连，变成芩连四物汤，这样可以上凉下补，效果更好。

日常饮用四物汤的时候，大家可以按照标准配方自己熬制，做法很简单：大家只要像平时熬中药一样，把药材洗干净放到砂锅里慢熬20～30分钟，然后把汁倒出。重复1～2次，把所有的汁混在一起就可以了。没有条件的女性，也可以把洗净的药材放到保温杯里，然后加上开水闷上十多分钟，就可以喝了。当然，如果想要更好喝，你可以加点儿红枣、枸杞子，也可以煮好后加上糖或蜂蜜。

这个四物汤除了能够帮助女性活血化瘀、排除血块，还可以减轻月经期间的疼痛感，改善血虚状况，让大家手脚不易冰冷。由于它有助于气血顺畅，所以经常喝一些，还能让你脸色红润、皮肤更光滑，看起来也就更年轻了。但是话又说回来，也不是所有女性都需要经常喝四物汤的，建议大家最好咨询一下医生。

最后再跟大家强调一下服用时间，除了不要在生理期间喝之外，感冒、发烧以及服用其他中药的时候也不要喝，最佳的服用时间是生理期刚刚结束的那段日子，在饭前半小时饮用，这样才能达到最佳效果。

11. 不同阶段，你需要的补血圣品并不相同

女人补气血，我们除了要讲究调养的内容，还要讲究时间。在不同的生理阶段，大家所需要的补血圣品并不相同，所以，如果我们能够根据身体不同时期的特征来给予相应的食物调理，效果会更好。

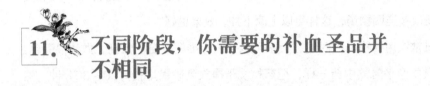

根据身体不同时期的特征来给予相应的食物调理，效果会更好。

我们先从每个月都有的月经周期开始吧。先是卵泡期。假如你的月经周期是28天，卵泡期也就是月经结束后的第7~10。在这段时间里，卵泡开始在卵巢里成长，同时卵巢分泌出激素帮助子宫内膜成长。要促使卵泡发育成熟，我们需要补血养阴，同时注意补肾。这一时期的补血圣品是枸杞子。大家可以用枸杞子泡茶、煮粥，也可以把银耳和枸杞子一起小火慢慢熬，滋阴养血的效果会比较好。

然后是月经来临期。大家都知道这时候要忌吃辛辣，否则会

导致经血流量增大。同时也不能吃生冷寒凉，否则会导致凝血、滞血现象。所以大家要注意保暖，食物上也同样如此。所以这一时期可以多吃一些红豆。它不仅可以补肾益精、活血润肤、行气补血，既清心火还补心血，而且有暖身的作用。所以，经期大家不妨喝一些红豆粥。

在排卵期，也就是两次月经正中间的3~5天。古人认为，女人在一月之中必有一天，会感到身体微微发热，那也就是排卵那一天，身体在为怀孕做准备。在这段时间，为了促进排卵，

> 这一时期可以多吃一些红豆。

我们除了养血还要注意行气活血，丹参是很好的选择。因为它除了补血，还能活血调经、清心除烦、止痛安神。大家可以把丹参切片泡水喝，也可以煲汤的时候放一些。

除了月经周期，女人一生还要经历孕产阶段，这些特殊时期也是调养身体的好时机。在怀孕期间，红枣是孕妇补血养血的上选，它可以帮助改善血液循环。而且除了养血，红枣本身也是比较温和的滋补佳品。准妈妈们可以在煮粥的时候放几颗红枣，或者吃一些红枣花生泥等。

到了月子期，由于刚生完宝宝，女性身体失血较多，血虚的现象可能比较严重，这一时期可以吃阿胶。阿胶补血养血的效果比较明显，可以让产妇们更快恢复体质。大家可以把阿胶用开水溶化以后跟大米一起熬粥加冰糖喝。

在哺乳期，如果产后血虚现象比较严重，可能就会乳汁分泌不足。这一时期，我们可以吃一些当归煮蛋，它可以补血调经、活血止痛。大家可以把当归煎水取汁，然后把煮熟的鸡蛋剥去蛋

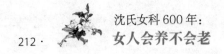
壳放在当归汁里煮一会儿，再加点红糖就可以吃了。

最后我们再来讲讲更年期。这一时期，女性除了容易气血两亏，还会因为阴血不足导致心神失养，于是情绪不稳定，多愁善感、急躁易怒、犹豫不决、敏感多疑等症状就接踵而来。为此，我们要注意养心血、补肝血。大家可以考虑用一些药膳综合调理，比如党参红枣粥、麦芽糖红枣、首乌枸杞红枣粥等补气血的效果都不错，大家还可以喝点黄芪枸杞茶来益气养血静心。

总而言之，要想得到最好的保健调理效果，结合本人不同时期的不同身体状况才是最好的选择，这才符合我们中医辨证施治和因人、因时、因地制宜的个性化治疗原则，才能取得更好的调理效果。

12. 阿胶当归黄芪，让你不做黄脸婆

　　刚才我们讲了，有很多食物都可以补血，让大家面如桃花气色好，比如红枣、猪肝、阿胶、菠菜、红糖、黑木耳、桂圆、枸杞等，但是除了食物之外，药物可以更加立竿见影地帮我们补血。有很多中药可以帮大家补血，但如果从中选出三样来日常保健使用，我的答案是阿胶、当归和黄芪。它们堪称女人补血三件宝，可以让大家告别畏寒怕冷、脸色暗黄、发肤枯燥、嘴巴干裂等症状。

> 阿胶、当归和黄芪。它们堪称女人补血三件宝

　　先来说阿胶，它是黑驴皮经过漂泡去毛后，加上冰糖等配料熬制而成。中医认为它味甘、性平，有补血止血、滋阴润肺、调经安胎等作用，是历来都深受欢迎的滋补珍品。阿胶尤其适合贫血、身体虚弱、月经不调、久病体虚的女性服用，而且对于孕妇保胎安胎、中老年女性和脑力劳动者日常保健等，也有很好的功

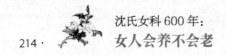
效。除了保健效果之外，由于阿胶通过补血滋润皮肤，所以长期服用可以让人脸色红润、皮肤细嫩有光泽，也是养颜美容的上选。

这里给大家推荐阿胶红枣乌鸡汤。这道著名的汤所需要的材料是乌鸡、阿胶、黄精、桂圆、红枣、枸杞子、生姜。我们做的时候可以把乌鸡洗净，加入水和生姜，用大火煲煮30分钟后，撇去浮沫，加入洗净的药材，小火温和熬煮3小时，起锅前加盐即可。凡是需要补血的，以及经常熬夜、长时间用眼需要养肝血的、气血不足脸色不够红润的人群，都可以适当多喝点这个汤。

第二件宝是当归。这味中药是"血中之要药"。由于它既能补血，又能活血，既可通经，又能活络，所以，凡是月经不调、痛经、血虚闭经、面色萎黄、衰弱贫血、子宫出血、产后瘀血等女性常见病，我们都可以用当归治疗。当然，大家日常调养的时候，主要食用方法是煲汤，贫血的女性经常喝点当归红枣排骨汤，滋阴润燥、补血养颜的功效相当不错。

第三件宝是黄芪。黄芪是一味补气的药材，它的主要作用不是补血，但气和血的关系有多密切大家应该知道了。中医认为，黄芪能补一身之气，兼有升阳、固表止汗、安胎益血的作用。所以，它对于贫血、水肿、胎动不安、子宫脱垂、气血两亏、阴虚不足等症状都有卓越的疗效。大家如果可以接受黄芪的味道，平时可以单独用黄芪泡水喝。如果实在不喜欢，也可以跟当归一样熬汤用，比如当归黄芪乌鸡汤等，补气养血的效果就特别好。

除了它们之外，常用的补血中药还有熟地黄、何首乌、白芍、鸡血藤、枸杞子等，数量着实不少。而我上面谈到的三样，对女性来说都是可以长期服用的食疗佳品。不过，由于服用的时候应该辨证用药，建议大家最好能咨询一下医生。

13. 气血双补，女人少不了这些药膳

　　由于气和血的关系相当密切，所以当其中一种出现虚亏的时候，如果不能及时调养，就很容易导致另一个也受影响。所以门诊上我会见到很多女性是气血两亏的，需要气血双补。对于这种情况，往往需要药疗和食疗一起进行，这里给大家推荐几款比较受欢迎的药膳。

　　第一个是人参大枣粥，出自《十药神书》。人参补气的功效很好，大枣补血，人参与大枣配伍，可以益气生血，大补气血。对于气血严重亏虚、身体虚弱劳损的人比较合适。做法是取人参10克、大枣5枚，把人参切片、大枣洗净备用。然后人参放到砂锅里，加清水浸泡半天，加上大枣，煮大约1小时即可。由于它补益的功效非常强，所以有热证的人是不适合吃的。

　　第二个是牛奶粳米粥。这个粥香甜可口，煮起来也很方便，

第一个是人参大枣粥，出自《十药神书》。

很多患者都非常欢迎。大家只需要把100克粳米淘洗干净，放到锅里正常煮粥，煮到半熟的时候把一袋250毫升的牛奶倒进去，粥煮好加上白糖即可食用。别看这个粥简单，却大有来头，《本草纲目》说它"大补阴血""老人甚宜"，是滋补虚损的常用方。不过，脾胃虚寒的人不宜过多食用。

第三个是桑椹膏。大家可以在新鲜桑椹上市的季节，选择紫红色完全成熟的果实，去掉柄和杂质，洗净，榨汁并且过滤。将过滤后的桑椹汁放入锅内，用小火浓缩成膏。然后加入等量的蜂蜜，调匀以后放冰箱，储存起来吃。吃的时候每次服1汤匙，每天1～3次，温开水送服即可。桑椹具有补血活血、滋阴补阳、生津止渴、润肠燥等功效，它和蜂蜜一起制成的这个桑椹膏，可以滋阴补肝、调养气血、健体安神，对于神经衰弱、气虚血少的女性特别适合。

除了上面这些药膳，还建议大家可以把山药和一些食材搭配起来熬汤或者煮粥，补气血的效果都不错。山药真是个好东西，是山中之药、食中之药，对于很多症状的食疗作用都特别好。在补气养血方面，它也表现出众。《本草纲目》说山药能"益肾气、健脾胃、止泻痢、化痰涎、润毛皮"。《景岳全书》说它："山药能健脾补虚，滋精固肾，治诸虚百损，疗五劳七伤……"

由于山药性甘平，可以气阴两补，补气而不壅滞上火，补阴而不助湿滋腻，所以是培补中气最平和之品。我们补气养血的时候，山药是很好的选择，不过要让它

我们补气养血的时候，山药是很好的选择，不过要让它充分发挥补血效果，最好跟其他补血效果比较好的食物搭配起来吃。

充分发挥补血效果，最好跟其他补血效果比较好的食物搭配起来吃。比如猪肝、黑大豆、黑芝麻、蹄筋、墨鱼、桂圆肉等，或者我们刚才提过的阿胶、熟地黄、当归、何首乌、白芍药、鸡血藤、桑椹等中药，可以跟山药一起吃。至于山药的选择，河南沁阳（旧称怀庆府）的怀山（或者淮山），药用效果更好。

　　以上我给大家介绍的都是经过反复验证的方子，补气血效果相当不错。但是需要提醒大家的是，毕竟是药膳，建议大家服用的时候还是咨询下医生，根据自己体质对症选用。

14. 血海和三阴交，补血养颜延缓衰老

在调养气血的保健方法中，按摩推拿是不能不提的。和食疗一样，它可能不容易收到立竿见影的效果，但是胜在安全方便。所以如果只是日常调理，我往往都不建议大家药疗，更建议饮食调理加上按摩调理就可以了。这里我给大家介绍两个对补血非常重要的穴位，大部分女性都有可能用到。

第一个是血海穴，大家一听名字就知道它跟血有关系。俗话说"补血找血海，补气找气海"，血海穴是足太阴脾经上的穴位，大家应该已经知道了脾能生血，而血海穴有化血为气、运化脾血的功能。古人发现这个穴位不仅能帮助人体清除瘀血，而且还能促进生成新血，所以叫它"血海"，它可以很好地引血归经、补血养肝。

> 补血找血海，补气找气海。

这个穴位的位置在膝盖旁边的腿内侧。在自己身上找它的时

候，大家可以坐在椅子上或者在床上仰卧，把腿用力往前绷直，在膝盖内侧会出现一个凹陷的地方，在凹陷的上方则有一块隆起的肌肉，顺着这块肌肉摸上去，顶端就是血海穴。

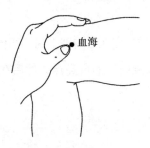

血海

我们可以每天坚持点揉两侧的血海穴各3分钟，以轻柔为原则，力量不需要太大，能感到穴位处有酸胀感就可以了。最佳时间是上午的9点到11点，因为这时候脾经经气运行最旺盛，人体的阳气也正处于上升趋势，所以活血养血的效果最好。

按揉这个穴位有什么好处呢？除了没病的时候养血补血之外，它还可以治疗与生理期、膝盖疼痛、更年期综合征有关的各种症状。比如，有的女性来例假的时候疼得死去活来，按压血海穴就能够缓解这种痛经，产妇的酸痛感也可以通过按揉血海来缓解。另外，荨麻疹、腹股沟湿疹等皮肤病，血海也可以帮助缓解，因为它有清血利湿的效果。

除了血海，另一个穴位三阴交，也是女性养血的要穴。所谓"三阴"，是足太阴脾经、足少阴肾经、足厥阴肝经，"三阴交"是说这个穴位是这三条阴经交会之处，这里有脾经提供的湿热之气、肝经提供的水湿风气、肾经提供的寒冷之气，三条阴经气血在这里交会。

它被称为"妇科三阴交"，因为凡是跟妇科相关的疾病，我们都可以找它。

它被称为"妇科三阴交"，因为凡是跟妇科相关的疾病，我们都可以找它。比如月经不调、白带过多、经前综合征、更年期综合征等等，三阴交都能有不错的疗效。而且俗话说"常揉三阴交，终身不变老"，所以对于女人来说，三阴交尤其重要。

那么我们该怎么找这个穴位呢？它在足内踝上缘，四横指处。找这个穴位的时候，大家可以先找到自己脚踝内侧的最高点，然后在距离它大约四指宽的位置，有一个凹陷处，那就是三阴交了。找到之后，大家可以稍微用点力按揉，两腿各按揉15分钟左右即可。

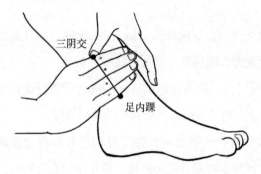

至于按揉三阴交的时间，这取决于你的目的。在不同时间段按揉三阴交，保健效果是不一样的。比如每天上午9点到11点钟，三焦经当令的时候按揉可以健脾、祛斑、祛痘、去皱；中午11点到1点是心经当令，按揉三阴交可以调节血压；而下午5点到7点的时候，是肾经当令之时，这时候按揉三阴交，具有促进子宫和卵巢血运畅通的功效，可以改善性冷淡，还能防治各种妇科病。

所以，所有爱美的女性，不妨多揉揉三阴交，作为脾、肝、肾三条经络相交会的穴位，它滋阴补肝肾的效果相当好。不管是为了健康还是为了美丽，它都可以帮到你。

15. 梳头也能养生，疏通经络调气血

我常常会想，女人之所以比男人长寿，梳头算得上一个重要原因。女性头发比较长，在梳头这件事上会比男性花更多时间。虽然大家的初衷是为了美丽的形象，无形中却对身体进行了保养。

为什么这么说呢？因为梳头原本就是古人养生的一种方法。《内经·素问·脉要精微论》中说："诸阳之神气皆上会于头，诸髓之精气皆上聚于脑，头为精明之府。"这里汇聚了人体十二经脉和众多穴位，比如头顶中央有百会、四神聪、上星、头维穴，两鬓有太阳、率谷穴，额头前面有印堂穴，脖子后面枕骨一带有风池、哑门、翳明、玉枕、翳风穴，等等，它们都是非常重要的养生穴位。

我们梳头的时候，相当于用梳子齿代替小银针，在对头皮上的穴位和经脉进行"针灸式"的按摩或刺激，有助于疏通十二经脉，促进气血流畅，所以保健和美容的效果都相当好。尤其是有脱发、白发等现象的女性，梳头更能帮你减轻烦恼。

不过，这梳头也是有讲究的。首先是次数，想靠早晚各梳一次头发来养生，那肯定是不够的。古人说"千过梳发"，这个一千不是确数，而是说我们要多梳，大家方便的话可以早中晚各梳一次，每次梳两分钟，几十上百次也就可以了。

然后是梳头的时间，春天最好，早晨最好。晋代著名的狂士嵇康，虽然被皇帝杀头死得很早，但他还是深谙养生之术的。他在《养生论》中就说："春三月，每朝梳头一二百下，寿自高。"为什么春天要多梳头发呢？因为春天来了，自然界的阳气开始复苏，人体内的阳气也逐渐回升。而"头为诸阳之汇"，所以春天养阳的时候，自然不能忽视头部的养护。为什么要早晨梳头发，也是一样的道理，因为早晨是阳气升发之时。

> 梳头的时间，春天最好，早晨最好。

这里需要提醒广大女性的是，我们不仅要梳头，还要"梳头百余下，散发卧，熟寝至天明"，也就是说，最好能够"披头散发"，不要把头发扎得紧紧的，这样能够使情志舒展、气血畅通，让整个人更有生机。所以，女性下班以后，如果方便的话，我们可以把头发散开。

> 最好能够"披头散发"，不要把头发扎得紧紧的，这样能够使情志舒展、气血畅通，让整个人更有生机。

接下来我们还要谈谈梳头的方式。为了养生，我们需要全头梳，也就是要从额头的发际开始，一直梳到颈后的发根处，需要覆盖到整个头皮。而且，梳子要紧贴头皮，力度以自己感觉舒服为准。长头发的女性可以先把下面打结的头发梳通了，以免扯掉头发。

　　除了用梳子梳，我们还可以随时用手指梳理。指梳的具体方法是先将手指微屈，掌心向头，十指紧贴头皮，由前向后边梳边按摩。如果头发比较多而且厚，可以把手指插入发中，用手指头肚画圈按摩，一点点向后推移。头发比较少的人，可以用手指一梳到底，但不需要太快，倒是可以多梳几次，关键是持之以恒。

　　不管是用梳子还是手指梳头，我们都要注意不能伤着头皮，所以指甲要剪短，而梳子也应该选择梳齿短而稀疏、容易清除油垢的梳子，比如牛角梳、玉梳、桃木梳的圆头齿梳都是不错的选择。

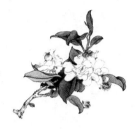

07
Chapter

内养筋骨

/女人骨骼强健，老了有福/

如果你以为骨质疏松、脊椎病、关节炎这些疾病都离
自己很遥远，那就大错特错了。事实上，女人是水做
的，骨肉柔弱易碎。比起男性，她们更容易受到骨骼
损伤和骨骼问题的困扰。如果不能养好筋骨，别说曼
娜的曼妙身材，连挺拔的身姿都不能保证。所以，为
了更年期以后的健康，年轻的时候我们就要开始保养，
而且越早越好。

1. 女人属阴，年龄越大骨质越差

　　在中医的整体阴阳观念里，女人是属阴的，男人是属阳的。而四肢、肌肉、骨骼、大脑，相对于五脏六腑是阳的。但阴阳是个相对的概念，相对于肌肉来说，骨骼又是阳的。但不管怎么说，在我们身体里，骨骼都是属阳的。不过，胎儿的骨骼相对属阴，普通人的骨骼就属阳了。

　　女人属阴，柔韧性比男人好，因为男性骨骼在身体里占的比重比女性大。但与之相对应的就是，对于女人来说，年龄越大骨质会变得越差。尤其是在更年期以后，女人的骨骼状况会急剧恶化，患骨质疏松的比例明显高于男性。

> 更年期以后，女人的骨骼状况会急剧恶化，患骨质疏松的比例明显高于男性。

　　可是，在这一现象出现之前，很多女性根本没有意识到会有这个问题的存在。甚至，很多人都知道妈妈的身高比年轻的时候变矮了，但大家并不知道老人身高变矮是骨质疏松症的表现，很多中老年人从来没有做过骨密度检测。所以，女性一定要增强"保骨"的意识，分年龄段保护好自己的骨骼。

在20～30岁期间，要养成储蓄好骨量的好习惯。比如要科学运动、合理饮食，避免吸烟、酗酒，就可以让你的骨量储备更高、骨密度更高，也就是说，给自己的骨骼银行里存了更多钱。

在30～40岁期间，我们的骨质代谢处于相对平稳期，骨量丢失还是比较缓慢的。但是，大部分人都面临中年危机，除了继续保持好习惯，还要注意给自己减压。而且在这段时间，女性大都经历了孕产，在孕期一定要注意补钙，否则会严重影响到以后的骨密度。

在40～50岁期间，女性的骨质开始缓慢下降，大家一定要关心自己身体的变化，留心自己的骨质。首先是月经是否规

> 在40～50岁期间，女性的骨质开始缓慢下降

律，如果月经变得不规律，很可能就要进入围绝经期了。而且，甲亢和2型糖尿病都会加速骨质流失。假如有骨质疏松症的家族史、体形太瘦、吸烟、绝经过早（40岁前）等，这些女性更是骨质疏松的高危人群，有必要的话还要接受骨密度检查。

到了50～60岁期间，女性的骨量开始快速流失，每天应该保证补钙1.2克，并且每隔3～5年查一次骨密度。如果出现背部突然疼痛，就要当心是不是椎骨骨折。一旦发现有骨骼方面的毛病，就要积极治疗，用药物帮助控制骨质流失速度。

总而言之，对于骨骼问题，广大女性一定要引起足够的重视。作为"沉默的杀手"，骨质疏松早期没有症状，但晚期就会出现全身关节疼痛，甚至稍有不慎就会骨折。为了大家晚年的生活质量，我们从年轻时候开始，就一定要养好筋骨。

2. 生完孩子想不腰疼，必须补钙

怀孕期间，很多女性都知道需要补钙，可是生完孩子以后，这个工作就松懈下来了。结果呢？就开始腰酸背痛腿抽筋。很多产妇都有这个情况，就是因为生完宝宝没有及时补钙。尤其是母乳喂养的产妇，更是不能不补。

为什么要这样说呢？因为小宝宝身体钙质的主要来源是乳汁，如果妈妈自身的钙不够充足，就很难保证婴儿能得到足够的钙质。一般来说，哺乳期的女性每天会分泌大约700毫升的乳汁，丢失的钙大约有300毫克。分泌的乳汁越多，消耗的钙也越多。所以哺乳期妈妈每天需要摄取1200毫克钙才能满足自身和孩子的需要，而这些是日常膳食很难满足的，所以需要格外注意补钙。

即便你不需要哺乳，在怀孕期间，也消耗了大量的钙质，胎儿所需要的钙，其中80%是在妊娠的最后3个月蓄积的，所以刚生完孩子的你，给了宝宝大量钙质，自己需要继续补充。而且，在月经没有恢复正常以前，骨骼更新钙的能力比较差。如果不能补充足量的钙，就会腰酸背痛、腿脚抽筋、牙齿松动、骨质疏松等，这些所谓的"月子病"，可能都跟缺钙有关。

有人可能会觉得："我坐月子呢，每天鸡汤骨汤的，胖了一大圈，营养肯定是过剩的，还需要补钙吗？"是的，营养过剩，不代表摄取的钙质就够了。很多人觉得喝骨头汤就可以补钙了，但实际上由于产妇每天需要的钙量比较高，而骨头里面的钙绝不会轻易溶出来，骨头汤的含钙量其实是微乎其微的。光喝骨头汤的话，那得每天喝三四百碗，不可能做得到。

所以，不管你坐月子的营养多丰富，都不能保证你摄入的钙量足够了。不管你以前储存的钙量有多高，都要每天源源不断地通过乳汁向孩子输送。所以，对于补钙这个问题，所有新妈妈们都必须引起重视。

一般来说，产妇每天至少要喝250毫升的牛奶，同时多吃一些含钙高的食物，比如海米、海带、紫菜、豆制品、动物骨头、黑木耳、核桃等，大家还可以根据自己的口味吃些乳酪、海米、芝麻或芝麻酱、西蓝花及羽衣甘蓝等。如果能保证每天都喝牛奶、吃高钙食物，就不需要额外补钙了。

> 如果能保证每天都喝牛奶、吃高钙食物，就不需要额外补钙了。

但是，有些女性会有乳糖不耐受，这时候就要吃钙片了，每天吃一片含钙量为600毫克的钙片，而且还要多吃奶制品、豆制品等进行食补才可以。

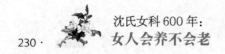
　　另外，大多数的饮料比如可乐，含有磷酸盐，而磷酸盐会严重妨碍钙吸收。所以大家补钙的同时，尽量别喝碳酸饮料。但茶还是可以喝一点的，因为它含有丰富的钾离子，还含有能促进骨骼牙齿坚固的氟元素。同时，产妇也要尽量晒晒太阳，这样可以促进骨密度恢复，增加骨硬度。

　　最后需要提醒产妇的是，由于你们分娩的时候连接骨盆的韧带变得松弛，本身就很容易腰疼。一旦出现腰痛千万要及时就医，不要不当回事，以免延误病情，变成慢性腰痛，这样康复难度就大了。

3. 年轻时候忽视肩颈腰，老了一定会受罪

腰痛、脖子痛、肩膀痛……这些老年人常有的毛病，说到底还是年轻的时候不注意导致的。在现代人身上，人未老"筋骨"先衰的现象太明显了。

有一次，一位梁女士来找我，说自己是我以前的患者介绍过来的，现在三十多岁了，想要孩子，觉得自己的身体状况比较糟糕，想让我帮她调理身体。她一边说着，一边不自觉地拿手去揉自己的肩膀。我就问她是不是颈椎有问题，她说是啊，成天感觉背部肌肉僵硬，肩部酸痛胀痛，颈椎有问题。可是也没办法，总不能不上班。

很多人都是这样的吧，长期坐姿不好，或者长期盯着电脑、伏案工作的人，都会有不同程度的颈椎病，以及腰椎病、肩周炎、腕部疼痛、肘部疼痛等。其实久坐的危害还不仅如此，它会导致身体气血不畅、肌肉松弛、倦怠乏力，严重的还会影响到血液循环，导致大脑供血不足，既伤身又伤心，这可真是"坐以待毙"。

我跟她说，班是不能不上的，但我们也不是没有办法，只要我们能抽时间做一点运动。而且久坐的时候，一定要注意坐姿，让头颈部保持正确的姿势，不要偏头耸肩，保持脊柱的正直，这样可以让肩颈受到的伤害小一些。办公间

隙，尽量站起来活动一下四肢、颈椎，可以消除一点颈部的疲劳。这些细节看似无足轻重，只要平时能多注意，保证坚持下去，就是对肩颈腰极大的保护。

办公间隙，尽量站起来活动一下四肢、颈椎，可以消除一点颈部的疲劳。

除了久坐不动之外，还有很多不良习惯都是非常伤身的。比如跷二郎腿，虽然这样似乎很随性、很舒服，但不仅不雅观，而且会伤害胸椎和腰椎。另外，喜欢穿高跟鞋会造成腰椎前凸负荷增大，风扇或者空调长时间直接对着颈、腰部吹凉风会导致肌肉痉挛、僵硬，等等。

所以，如果条件允许的话，大家日常生活、学习、工作中，尽量选择高度适宜的桌椅。一般来说，双眼平视或者向下15°~20°度看电脑屏幕，是比较适当的角度。但是不管角度多合适，都要尽量避免颈部和腰部长期处于一种姿势，要保证每隔一小时起身活动一下。选择稍硬一些的床以及合理的睡姿，枕头的高度控制在8~15厘米之间，注意颈部和腰部的保暖、不要露肩睡觉等，都会对肩颈腰起到保护作用。

另外女性还需要引起注意的是，你们出门经常会背着一个单肩背包或者携带手提包。如果是手提包，要注意减轻它的重量。因为包太沉的话，肩部的肌肉会一直处在紧张状态，容易引起肌肉痉挛。而背单肩包的时候，你会不自觉地抬高肩膀以免包带滑落，这会使肩背部肌肉长期处于收缩状态，时间长了会引起肩背酸痛。这一点是很多人都忽视的，也是大家要格外引起注意的。

因为包太沉的话，肩部的肌肉会一直处在紧张状态，容易引起肌肉痉挛。

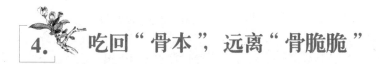

4. 吃回"骨本"，远离"骨脆脆"

根据《2013年中国骨质疏松骨折防治蓝皮书》的资料显示，50岁以上女性，脊椎骨折的患病率是15%，也就是说，每7名50岁以上女性中，就有一位发生过脊椎骨折。你或者你的妈妈、祖母、外婆们，是这些"骨脆脆"中的一员吗？

很多年轻女性都会觉得骨质疏松等症状离自己非常遥远，从某种意义上讲这是对的，年轻女性的确不容易出现骨骼方面的问题。但是，我们需要在年轻的时候就养好自己的"骨本"，防患于未然地应对老年时期的需求。

一般来说，我会根据成因把出现筋骨方面问题的女性分为三类：缺钙骨、懒骨、美白骨。缺钙骨很好理解，因为体内缺钙所以骨骼比较脆弱，容易出现骨质疏松；懒骨是因为缺乏运动，所以骨骼强度不够；至于美白骨，是

> 把出现筋骨方面问题的女性分为三类：缺钙骨、懒骨、美白骨。

因为大量的维生素D依赖皮肤接受阳光紫外线的照射后合成，而女性涂抹的防晒霜、粉底和遮阳伞，把吸收维生素D的途径阻断了，这会影响到钙的吸收。所以，对于防治骨质疏松这件事，我会根据每个人的具体情况给出建议。在这里，我们先讲讲每个人都需要用到的饮食原则。

最根本的原则是均衡营养。因为在维持骨骼健康方面起重要作用的，不仅仅是钙，还有维生素D以及蛋白质和其他养分如磷、钠、镁等矿物质，它们都是增加和保持骨质量不可或缺的营养素。所以，并不是只要补钙就可以养骨的。

> 并不是只要补钙就可以养骨的。

简单来说，钙是骨本，养护骨骼必须保证体内有充足的钙质，这是大家都知道的常识。我们可以通过牛奶、豆制品、海产类、海米、西蓝花、绿叶蔬菜、果仁及干果类等食物摄取钙质。不过，吃多少不重要，吸收多少才是关键。大家做饭的时候可以加点醋，这会有助于钙质溶解，帮助吸收。

说起帮助吸收钙，一定少不了维生素D，它可以促进小肠增加分泌一种利于钙质吸收的蛋白质，让我们吃进肚里的钙质更有效地被小肠吸收。然而，人体90%的维生素D都要依靠阳光中紫外线照射，并由体内自行合成。只有10%是通过食物摄取的，比如蘑菇、海产品、动物肝脏、蛋黄和瘦肉等。所以，多吃这些食物并且多晒太阳，会有利于钙的吸收。

除了钙和维生素D，维生素B_{12}也是必不可缺的，它是唯一含有矿物质磷的维生素，对维持骨骼硬度有重要作用。富含维生素B_{12}的食物有动物肝脏、贝类、瘦牛肉、全麦面包和低脂奶制品等。

钾则是骨骼稳定剂，对于骨骼的生长和代谢不可或缺。多吃香蕉、柳橙、葡萄干、番茄、菠菜、山药等食物可以补充钾元素。

此外还有镁，它可以增加骨骼密度。如果体内镁含量不足，骨骼密度会比较低，也更容易骨质疏松。大家可以多吃点核果类（如杏仁、南瓜子、葵瓜子与花生）、深绿色蔬菜以及香蕉来补充镁。

最后，为骨骼补充蛋白质也是必需的，因为骨骼中有22%是蛋白质，只不过它是以胶原蛋白的形式存在的，作用是让骨骼更有韧性，能更好地应对外界的冲击力。富含蛋白质的食物有肉制品、奶制品和豆制品。但是，蛋白质也不能摄入过量，否则会影响钙的吸收。

现在大家应该能明白为什么我说养骨最重要的是营养均衡了吧？想要骨骼强健，并不是只吃含钙量丰富的食物就可以的。

尤其需要提醒大家的是，并不是多吃钙片就可以一劳永逸的。事实上，补充过多的钙，不仅无法阻止骨质流失，而且还有可能引起便秘、腹胀、缺铁性贫血甚至肾结石等。所以，大家还是应该均衡营养、多运动、晒太阳，这才是养护骨骼最好的方法。

5. 女性衰老从肩开始，养好肩颈更年轻美丽

说起女人最先衰老的地方，恐怕没有人会想到是肩颈，但事实就是如此。女性的衰老，是从肩颈开始的。因为，这里是毒素最容易堆积的地方，是衰老与疾病的关键。

根据我们前面讲过的知识大家应该知道，健康与否的关键在于气血，气不足则血不畅，血不畅则水不流，水不流则毒不排，毒不排则万病生。

> 健康与否的关键在于气血，气不足则血不畅，血不畅则水不流，水不流则毒不排，毒不排则万病生。

可是，为什么肩颈是最容易堆积毒素的地方呢？因为人体循环是从上往下的，我们的头部是通过颈椎和身体连接在一起的。作为脊柱的一部分，颈椎是整条脊柱当中最容易受伤最没有安全感的地方，它缺乏有效的保护。与此同时，它又像是一个十字路口，是气血供应头部的主要通道。凡

是路口都更容易拥堵，颈椎也一样，这里很容易堆积毒素。随着
毒素堆积得越来越多，我们的肩颈部就会感觉僵硬，然后开始疼
痛。

当肩颈部气血不通畅的时候，就会影响到大脑。对女性来
说，会影响到内分泌的失调，所以很多女性面部晦暗、没有光
泽、肤色不均、容易长斑、皮肤松弛、抵抗力差，这些影响容颜
的症状，都与体内毒素堆积和内分泌失调有关。不仅如此，由于
头部供血不足，我们还容易出现头晕头痛、失眠健忘等症状，严
重影响工作和生活。

那么，怎样才能知道你有没有肩颈阻
塞呢？大家可以试着用手去按按肩膀，如
果按上去以后有痛、酸胀的感觉，那就说
明有阻塞。如果感到肌肉硬，那是因为劳

> 如果按上去以后有痛、酸胀的感觉，那就说明有阻塞。如果感到肌肉硬，那是因为劳损。

损。如果感到骨头痛，往往就是因为或轻或重的增生了。

由于气血阻塞、毒素堆积是很容易出现的事情，所以，所有
30岁以上长期面对电脑伏案工作的人群，家庭主妇、酷爱打麻将
的人群，患有颈椎炎、肩周炎等肩颈病的人，感觉肩颈酸痛和肌
肉紧张的人群，全都是肩周炎、颈椎病的高危人群，一定要注意
肩颈保养。

中医一直强调气血要通畅，对女人来说打通气血更是重要。
所以，大家如果已经超过30岁，建议可以开始进行系统的肩颈保
养了。

通常，中医会采用推拿、按摩、刮痧、拔罐等手段，帮助身
体活血化瘀、祛风散寒、净化血液、排除毒素，起到缓解肩颈疲

劳、疼痛，帮助解决气血不畅的问题。需要疏通的经络包括位于颈部中央的大脑记忆中枢神经、由耳后到锁骨窝处的胆经、左肩的肝经、右肩的脾经，以及三焦经、肩胛骨缝、膀胱经等，是一项系统工程。

这里我想多讲一下的是大椎穴。大椎为阳中之阳，古人称它是"诸阳之会"，这个穴位在背部的最高点。背部本来就属阳，所以大椎穴堪称阳中之阳，是脊骨的老大，这里的阳气非常足。对于女性来说，按摩、艾灸大椎穴可以调和阴阳。如果毒素在大椎穴处大量堆积，就会导致气血循环缓慢，比较容易形成颈椎增生，所以大家可以适当推按大椎穴。

怎么找这个穴位呢？大椎穴位于颈部下端，第7颈椎棘突下凹陷处。大家可以低下头，用手顺着脖子向下摸，在脖子和背部交接的地方，有一处非常明显的骨性突起，那就是第7颈椎的棘突，在它的下面有一处很明显的凹陷，这就是大椎穴。

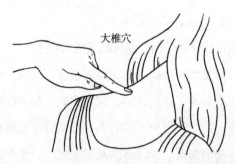

大椎穴

虽然推拿等手段对于保养颈肩，治疗颈部肌肉劳损、颈椎病非常有效，但不建议大家自己进行。特别是患有脊髓型颈椎病的患者，如果推拿手法不当，会加重损伤。所以，假如已经有了颈肩疾病，建议还是交给医生来调理。

6. 别在格子间一坐半天，做点承重运动

对很多从事脑力劳动的女性来说，除了睡觉和上下班路上没有座位的时候，大部分时间都坐着，一坐就是一天。我相信她们自己也知道这种状态不好，可是自己并没有强烈的意识去改变。于是，她们中的很多人，不仅有气血循环障碍，筋骨也老是出问题，因为久坐的危害实在太大了。

中医学认为，久坐伤肉、久坐伤神损脑、久坐伤心脏、久坐伤胃、久坐更能损筋伤骨，它会让我们的颈、肩、腰、背长久地保持固定姿势，椎间盘和棘间韧带长时间处于紧张僵持状态，很容易引发颈肩腰部疾病和各种骨质增生。

> 久坐伤肉、久坐伤神损脑、久坐伤心脏、久坐伤胃、久坐更能损筋伤骨

所以，对于这类女性，我总是会建议她们做一些承重运动。

为什么说要做承重运动呢？我们要知道，钙对人体是非常重要的，它不仅是骨、齿的主要成分，也是神经传递、肌肉收缩、血液凝结、激素释放和乳汁分泌等所必需的元素，所以我们每天都需要消耗钙，每天都需要补钙。

骨骼之所以有"钙库"之称，是因为人体99%的钙以骨盐形式存在于骨骼和牙齿中，其余分布在软组织中。是骨骼，通过不断的成骨和溶骨作用，使体内骨钙与血钙保持动态平衡。

假如你身体里有足够的钙质可以吸收时，那么骨骼里的钙质就可以得到保障，它们不会因为身体缺钙而被提取出来。这时候，你不需要特地去做承重运动。

但假如你想要多存一些骨本，想要把更多钙质存进骨骼里，就需要一些高负荷运动了。因为只要你的骨骼受力，骨细胞就会因为受到机械性刺激而被激活，自我

> 想要把更多钙质存进骨骼里，就需要一些高负荷运动了。

增生。而且，承重运动还可以刺激骨组织，让它对摄入体内的钙及其他矿物质充分吸收和利用。这些被吸收的钙和矿物质，可以不断在骨架中储蓄，也就能够增加骨密度的峰值，让骨骼的微细结构得以补充、巩固，对于强健骨骼有非常积极的作用。

那么，怎样的运动算是承重运动呢？它的范围很广，凡是用头、手、肘、肩、膝和足部等去顶、推、撞、蹬较硬或较重的承受物，比如粗树干、水泥柱、巨石、沙包及墙壁等，这都算是承重运动。另外，跳绳、跑步、举杠铃、俯卧撑、原地跳、爬楼梯、打太极拳等，也可以算作承重运动。对于女性朋友来说，大家需要注意这些运动的强度不能太大，免得适得其反。

　　而且，具体选择哪些运动，还要根据自己的体质来确定。比如，你本身手无缚鸡之力，连桶油都拎不动，还非得勉强自己举很重的杠铃，那不仅是不必要的而且不安全，因为假如局部力量不均，反而容易让骨小梁产生裂痕。所以，即便是承重运动，也要根据自己的体能来选择，量力而行比较好。

　　对于养护骨骼来说，这些承重运动的爆发力不那么重要，持久力和毅力才是更关键的，大家能够坚持下去，就成功了一半。

7. 想要筋骨强健，阳光下晒晒手脚腿背

如果大家还记得前面的内容，应该知道为什么要在阳光下做运动，因为充足的光照对维生素D的生成及钙质吸收，有着非常关键的作用。但是爱美的女性往往都是视日光如同蛇蝎，避之唯恐不及，让她们晒晒太阳，简直太难了。

健康与白皙，该怎么选择？毫无疑问，很多女性选择了后者，所以她们得找我治疗筋骨问题。怎么办呢？其实没那么纠结，大家为了筋骨健康，每天只需要接受温和的阳光直射半小时就足够了，请注意，不要暴晒。这半个小时温和的阳光，不会让你变成小麦色。

一般来说，春秋季节和冬天的阳光，大家都还是比较能接受的。大夏天那毒辣的太阳，我也不建议大家直接暴晒，那对皮肤伤害是比较大的。如果是夏天，建议大家上午10点以前、下午4点以后晒太阳最好。如果不能在这个时间段见阳光，就要尽量在树荫下晒了，而且时间不要太久。

需要提醒大家的是，不要用遮阳伞和帽子遮挡阳光，否则就失去了晒太阳的意义。而且隔着玻璃晒太阳也是没有用的，我们必须到户外去。大家只要身

在户外，即便是树下或是太阳躲在乌云后也有紫外线存在。如果实在怕黑，晒完以后可以多喝水，多吃水果、蔬菜，补充维生素C，能够帮助抑制黑色素的生成。

多见见阳光，不仅能够帮助我们预防骨质疏松，还能帮助祛寒湿。可是，谁也不可能跟在海边似的，天天穿个比基尼晒全身，我们应该晒哪里呢？大家需要注意几个部位，它们是特别需要见阳光的。

首先是头顶，阳光晒在头顶，可以温煦位于头顶中心的百会穴，有通畅百脉、养脑补阳的作用。气血通畅了，对于筋骨的健康也是非常有利的。

然后是背部。背部属阳，它很喜欢晒太阳，哪怕是穿着衣服也可以。背部晒太阳，可以有补阳气、疏通经络、调和脏腑、祛寒止痛的功效，不仅能驱除脾胃寒气，有助改善消化功能，还能疏通背部经络，有利心肺，更有助于钙的吸收、合成。

> 背部属阳，它很喜欢晒太阳，哪怕是穿着衣服也可以。

接下来是手心和脚。大家可以在阳光下摊开双手朝向阳光，或者抬起双手，掌心朝向阳光即可。如果要晒脚心，可以趴在温暖的垫子上，把脚心朝向太阳。经常晒手掌脚掌，可以帮我们舒缓疲劳，祛除寒气。

最后还要多晒晒腿，让腿部多接触阳光，可以很好地祛除关节和腿部的寒气，加速钙质吸收，让腿脚更灵便，骨骼更健壮。

> 让腿部多接触阳光，可以很好地祛除关节和腿部的寒气，加速钙质吸收，让腿脚更灵便，骨骼更健壮。

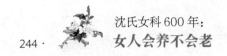
看完了需要见阳光的部位，接下来讲讲在阳光下的动作。如果大家能在阳光下做些上面讲到的承重运动，效果是最好的。但即使不那么做，只是站站坐坐走走，就可以养筋骨。

首先是静坐，静坐算不上运动，但动静得宜，我们既要动也要静。静坐可以帮我们养神，让被牵拉的肌肉和韧带得以放松。大家静静地坐着享受日光浴，可以更加心平气和、精神爽快。至于坐姿，可以是端坐、靠坐，也可以盘坐等，但不管怎样坐，都千万不要猛然坐下或快速起立，动作要轻、要稳。而且，每次日光浴的时间也不宜过长，不超过半小时比较好。

其次是站立。站立可以养骨，因为姿势科学、时间合适的站立，可以让骨骼肌产生短促迅速的缩张运动，激发人体新陈代谢，相应地疏通经络。

> 站立可以养骨。

而行走，可以养筋，从容悠闲地散步，可以让全身的关节筋骨得到适度的活动，让全身和骨骼的血液循环明显加快，能阻止和减慢骨质疏松的进程。

所以，不要再用自己不爱运动做借口，也不要认为见阳光一定会让你变黑。这年头想见阳光也没那么容易，我们更要珍惜，在有太阳的日子里，每天找点时间去见见它，对养好自己的筋骨是大有好处的。

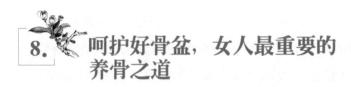

8. 呵护好骨盆，女人最重要的养骨之道

　　一提起骨盆，很多人会想起生孩子，似乎只有生孩子的时候才跟骨盆有关系。但事实上呢？骨盆不但要稳定我们的腰部，同时还要承受全身的重量，它更是女人的聚宝盆，那里是女性生殖器官的"家"。不管是子宫、卵巢还是输卵管，都有赖骨盆的保护。如果骨盆出问题，盆腔炎、子宫颈炎、卵巢癌、阴道炎等疾病都可能接踵而来。所以，不仅仅是生完孩子后才需要关心，女人这一生都要好好呵护骨盆。

> 不管是子宫、卵巢还是输卵管，都有赖骨盆的保护。

　　如果骨盆完美，会让你面容润泽、肩背部曲线优美、双腿修长、身材凸凹有致、性生活更有快感。遗憾的是，30岁以后的女人，十有八九骨盆都有不同程度的变形。你属于这百分之九十吗？跟我一起来自测一下吧。

如果你自然站立的时候，身体竟然不自觉地前倾；坐下时总是不自觉地想把腿盘起来；站立时总想倚靠支撑物，不然就会觉得累；站立或走路时，双脚不是过于内八就过于外八；腰部以下有不对称的情形，比如两边臀部不一样大，大腿一粗一细，或者胯部一高一低。以上这些症状，都是骨盆变形的表现。

当然，骨盆变形也分为多种情况，有的是前倾，有的是后倾，有的是倾斜旋转。举个例子，找一双自己的旧鞋子，看看鞋底的磨损是不是一致。如果一只鞋跟磨损严重另一只几乎没有，显然你的骨盆倾斜了。如果你摸到自己后腰两侧一边厚一边薄，那也是骨盆旋转了。你还可以找一面平整的墙，把背部和臀部贴在墙上，然后手握拳放在腰椎和墙壁的空隙里，如果手塞不进去，那就是骨盆后倾的信号。

假如骨盆已经倾斜，那么判断出自己的骨盆状况之后，接下来就是根据具体症状来选择矫正方法。建议大家咨询医生，这里我不可能给出适合每个人的治疗措施，只能跟大家讲一讲日常生活中哪些方法可以帮我们呵护骨盆。关于养护骨盆的保健操并不少，大家感兴趣的话可以自己去找，这里我只打算给大

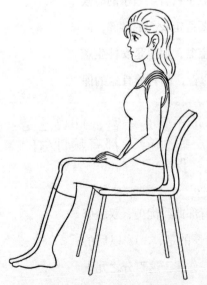

家介绍一个简易的办公室骨盆操。由于我们的很多女性患者都工作繁忙，我经常会把这套保健操推荐给她们。

准备动作是浅坐在椅子上，腰背挺直，与地面垂直，双腿并拢屈膝而坐，双手自然地放在大腿上，尽量让全身肌肉放松。

然后上身轻轻往后仰，利用反作用于腰部的力量，做扩胸运动，肩胛骨向后打开，带动骨盆向前倾斜。需要注意的是臀部不要移动，腹部保持收紧的状态，被骨盆牵引着向前，而不是自己用力。

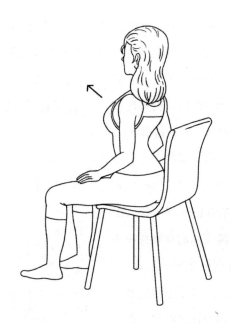

接下来，回到预备动作。然后腰部缓缓向后移动，让腹部凹下，双肩向前收，使得背部向后弓起，双臂被拉伸，骨盆随之带动向后倾斜。

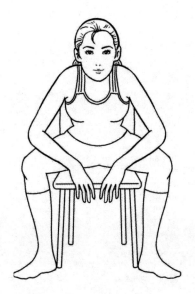

这3个简单的动作幅度不大，所花的时间非常少，但是很有效，非常适合大家工作闲暇时找时间做一做。由于骨盆周围的肌肉活动量少，容易紧绷形成硬块，这个保健操中，一前一后地倾斜骨盆，可以活动周围的肌肉，分解硬块，让骨盆附近的肌肉放松，让气血更通畅，也有利于骨盆形状的保养。

除了保健操以外，最关键的还是要养成生活好习惯。千万不要经常跷二郎腿、少穿高跟鞋、保持良好的坐姿、选择软硬适合的床垫，都是你呵护骨盆的金科玉律。需要提醒大家的是，不建议你们靠紧身衣来纠正骨盆变形，因为它虽然有一定效果，但可能会导致阴道炎，所以还是尽量通过运动来纠正。至于产妇的骨盆养护，更是需要专业医生提供帮助。

> 千万不要经常跷二郎腿、少穿高跟鞋、保持良好的坐姿、选择软硬适合的床垫，都是你呵护骨盆的金科玉律。

9. 颈椎要养，小运动来帮忙

需要经常伏案工作的人，对颈椎酸痛一定不陌生。你们有没有在脖子左右运动的时候，清晰地听到"咔"的响声？这就是颈椎紊乱症的前期表现，说明肩颈部软组织已经受到了损伤，必须引起注意。

大家别觉得颈椎很皮实，伤了痛了睡一觉就好了。事实上，良好的睡眠姿势确实可以缓解颈椎的劳累。但是假如长时间伏案工作老是保持一个姿势，或者曾经有过外伤，或者受风着凉，都会导致肩颈部损伤。累了可以休息好，伤了，那就得养了。

我们的颈椎是由7块骨头组成的，支撑着分量不轻的脑袋。如果颈椎受伤，难受的不只是颈椎本身，全身都要跟着遭殃，首当其冲的就是脑袋。几乎70%的头痛，都跟脖子有关。而且，由于大脑供血不足，会出现眩晕感。如果颈椎错位，还会导致颈胸综合征。所以，这条细细的颈椎，是需要好好保护的。

尤其是女性朋友，更要养护颈椎。因为女性往往体质天生偏寒，对气候的变化也比较敏感。所以，除了跟男士一样会因为久坐损伤颈椎，还常常因为外

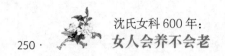

界的风寒湿邪使得颈部肌肉痉挛、小血管收缩，导致软组织血循环障碍。时间长了，同样会引起颈椎疾病。

所以，对女性来说，颈部保暖也是很重要的，天气寒冷的季节，别忘了围上围巾或披上披肩，做好肩颈部的保暖工作。如果颈部真的受了风寒，可以把少许小茴香和半斤盐一起炒热，然后装在一个布袋里，放在颈背部热敷30分钟。这种中药热敷可以很好地改善颈背部血液循环，缓解肌肉痉挛。

> 对女性来说，颈部保暖也是很重要的。

除了保暖之外，日常生活中，大家可以经常做一些养护颈椎的小运动，下面给大家略做介绍。

找一把椅子或坐垫，坐好以后，双手交叉掌心向前，放在后面的脖子上，两肘往外展，这是准备动作。然后，以脊柱腰骶部为定点保持不动，头颈缓缓往前屈，感觉到颈背部有不适的感觉，就停顿15秒，然后继续。接下来，回到准备动作，开始把头颈部分别向后仰、向左右侧弯、向左右旋转。动作要领是一致的，只要在哪里感觉不适，就停顿15秒再继续。

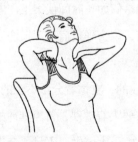

这套颈椎训练操还有简化版本，手不需要做动作，只需要在座位上坐直，头部先"前后点头"再"左顾右盼"，最后"摇头晃脑"即可。也就是说，先让颈部往前尽量拉长，做30次，再往

后拉长，然后分别向左、向右转动各30次，最后先顺时针方向旋转5次，再逆时针旋转5次。这个保健操可以随时随地做，尤其适合大家工作间隙养护颈椎。

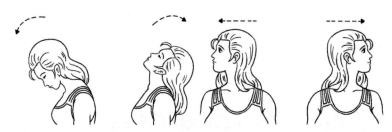

还有一个简单的小动作也非常受颈椎欢迎，具体做法是，把双臂往身体两侧平直伸开，然后两臂同时抬起，构成的角度如同手表10点10分的表针位置。停留5秒钟后，再回落到9：15的位置即可。

除了伸展动作之外，揉揉穴位，也可以很好地养护颈椎。最值得推荐的是风池穴。这个穴位在后颈部，后头骨下，后脖颈两根比较粗的肌肉的外侧。找它的时候，我们可以双手掌心贴住耳朵，十指自然张开抱头，拇指往上推，在脖子与发际的交接线，可以找到左右两侧各有一凹处，那就是风池穴。按揉这个穴位，可治疗失眠、落枕等，消除肩膀酸痛、偏头痛，缓解颈椎不适。如果按揉的同时轻轻旋转头颈部，再做些耸肩动作，缓解肌肉紧张、消除疲劳的效果就更好了。

> 揉揉穴位，也可以很好地养护颈椎。最值得推荐的是风池穴。

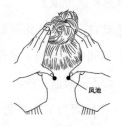

风池

需要提醒大家的是，养护颈椎的任何动作，都要尽可能的轻缓、柔和，千万不要猛烈转动脖颈。

10. 预防腰肌劳损，时常做点放松操

随着年龄的增长，没有多少人不曾尝过腰痛的滋味吧？从胸腔向下这一部分脊柱，被称为"下背部"，也就是我们所说的腰部。腰部的肌肉，是比较容易出现损伤的。假如运动或搬运重物时伤害到了你的腰，就会出现急性腰痛。幸运的是，腰痛往往能自行缓解。但假如出现持续3个月以上的腰痛，这种长期慢性腰背痛，有可能就是腰肌劳损了。

但假如你感觉自己的腰部疼痛会从臀部放射至腿部，那可能是突出或破裂的椎间盘压迫到了坐骨神经，这时候的腰痛是坐骨神经痛的症状，而不是腰肌劳损。

一般来说，凡是因为工作需要久坐、久站的人，都很容易出现腰肌劳损。然而和男性相比，女性更容易腰肌劳损，除了因为她们老穿高跟鞋以外，还跟孕期及产

> 女性由于生理原因，腰肌更容易劳损，大家不得不提高警惕。

褥期劳累、盆腔炎、子宫位置异常、血瘀等原因有关。在中医理论中，腰为肾之腑，主生殖和女性月经。所以，女性由于生理原因，腰肌更容易劳损，大家不得不提高警惕。

尤其是文案、司机等需要久坐的人，以及纺织、印染、理发、售货等需要长期站立的人，还有经常背重物的体力劳动者，都要注意预防腰肌劳损带来的腰痛。除了坐姿站姿良好、鞋跟别太高、不受风受凉等好习惯之外，我们还可以通过运动来锻炼腰部肌肉，使得它更加强健，从而不容易劳损。

强度不太大的运动，比如倒走、瑜伽、慢跑等，都可以锻炼到腰部肌肉。也会有很多腰部保健动作，比如后仰、转身、四点支撑、燕子飞、弯腰、抬下肢、侧压腿、牵吊、踢毽子等，都可以锻炼腰部，减少腰部疾患的概率。限于篇幅，不可能为大家一一介绍，感兴趣的话大家可以自己找来练习。这里我想给大家介绍一些简便易行的放松动作，方便工作繁忙的人群随时保养。

第一个是屈曲运动和伸展运动。做法特别简单：只需要大家坐在椅子上，向前弯腰，拉伸背部和臀部肌肉，这是屈曲运动；伸展运动则相反，向后弯腰，锻炼支持脊柱的肌肉。这两种力量训练都对腰部有好处。

第二个是减轻腰椎压力的放松操。具体动作是，端坐在椅子上，让腰骶部紧靠椅背，保持身体正直，双手抓住椅子扶手，如果没有扶手，可以握拳，用拳头作为支撑，借助扶手或者椅面的支撑，让身体向上、向前移动，并尽量挺胸抬头，静止10～30秒。这个动作对腰部肌力平衡的调整很有效，还可以牵伸颈部和肩背部肌肉。而且它很方便，随时可以进行，很适合需要久坐的上班族在办公室放松腰部。如果能坚持下去，对于预防腰肌劳损大有好处。

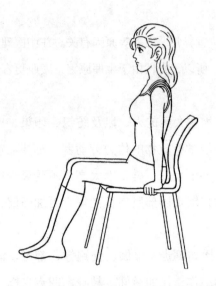

　　另外，对于电脑一族来说，还有一个超级简单的放松方法，那就是伸懒腰、打哈欠。虽然看起来动作不是太雅观，但对于放松身体非常有效。伸懒腰能使腰部肌肉得到活动，让长时间处于紧张状态的肌肉和筋膜得到放松，还能促进腰部的气血循环。而打哈欠时，我们会暂时失去听觉和视觉，让人全身的神经、肌肉得到完全、彻底的松弛，生理上和心理上都能得到最好的休息，而且还能湿润眼睛。它们堪称懒人最喜欢的放松运动。

> 对于电脑一族来说，还有一个超级简单的放松方法，那就是伸懒腰、打哈欠。

　　假如你已经出现了腰肌劳损，那么电热毯和温水浴都能帮你暂时缓解疼痛。但我不建议你卧床休息，而且在适当休息以后尽量早日恢复日常活动。因为超过一天的卧床休息，反而会让肌肉张力和弹性降低，让疼痛更加剧烈。对于腰肌劳损来说，运动比休息有效，因为它能让你肌肉更强健，让背部更强壮，让腰背部的气血更通畅，也就有利于减轻疼痛。但是，由于腰肌已经劳损，所以一定要选择适合自己的运动，以免让腰痛加剧。

11. 瑜伽，既能养性，更能让筋舒展

　　我虽然是学中医的，但继承传统文化的同时，我并不排斥外来文化，瑜伽就是我非常赞赏的一种身心修养方法。它可以协调身体平衡，自内而外地提升修习者的气质，可以预防和治疗很多身心疾病，尤其适合女性练习。

　　如果想要筋骨舒展，我们也可以通过瑜伽练习来实现。

　　比如，一天工作结束后，可以做个躺姿放松瑜伽，既能放松因为疲劳而僵硬的肌肉，还可以减轻工作压力，让身心都

> 一天工作结束后，可以做个躺姿放松瑜伽

得到休息。具体动作要领是，拿出瑜伽垫，找一个稍微有些硬度的大枕头。然后躺下，把枕头竖着垫在腰部至后脑勺的位置，注意枕头的硬度需要能够支撑脊椎呈直线。躺好之后，双脚脚掌合十，髋部张开，在膝盖下方各垫一条厚毛巾，这是为了避免髋部过度延展。保持这个动作不变，坚持至少5分钟。当然，如果白天用眼过度，也可以放上眼罩，让眼睛好好休息。

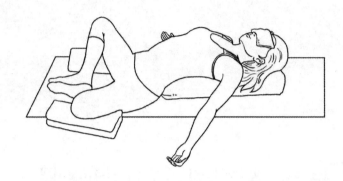

除了这个放松身心的躺姿，还给大家推荐磨豆式瑜伽，它能有效缓解疲惫、舒展筋骨。具体做法是，跪立在垫子上，大腿和地面垂直，双脚并拢，这是准备动作。

第一步，向前提左膝，让左脚放在身体前面，小腿和地面垂直，左脚脚趾和膝盖保持在一条直线并在一个方向上。右脚脚背放在垫子上，将右膝向后推送至个人极限，同时髋部下压。

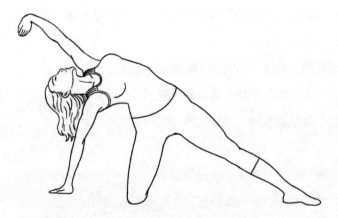

第二步，双手在胸前合十，吸气时双手缓缓向上伸展，呼气时双肩慢慢下压，双手手臂向后伸展，慢慢地抬头向上看，带动腰部向后侧打开。

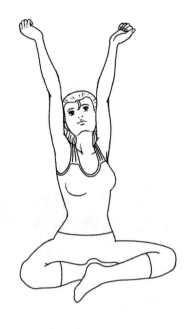

　　然后，一边吸气，一边缓慢将身体还原成准备姿势，放松即可。

　　这个练习并不复杂，但是可以强壮和伸展全身的骨骼肌肉，尤其是上背部、肩、胸、股四头肌的伸展更为强烈，缓解肌肉疲劳的效果相当好。

　　大家都知道，瑜伽有很多体式，不同体式有各自不同的作用和功能。大家要根据需要选择体式。而且，还要循序渐进地练习，并且用"心"来感悟。

　　需要提醒大家的是，很多人练习瑜伽的目的性很强，大都是为了减肥塑身，心态急功近利，结果往往因练习不当而受伤。甚至包括有的瑜伽老师也对瑜伽了解不够，很多人只需要上一个短期培训课程后就能带班练习，这是很不负责任的做法。

　　而且，有些瑜伽对练习者的体能素质要求很高，大家不要盲目追求完成动作，而忽略身体的承受能力。尤其是协调能力比较差、身体比较弱的人。一旦感觉体力透支、呼吸急促，请马上停止练习。如果身体出现疼痛，也说明超过了可以承受的极限，千万不要勉强，否则很容易出现关节扭伤、韧带撕裂。

12. 上了岁数，别运动过量，养好你的"第二心脏"

刚才讲瑜伽的时候我就提过，大家做运动应该量力而行。很多年龄较大的瑜伽练习者，由于忘记自己的身体已经不像年轻时那样灵活，很容易出现拉伤和扭伤。其实别的运动也一样，大家既要挑战自己的体能，同时也不要高估身体的承受能力，否则很容易受伤。

我见过很多因为运动受伤的中老年人，都是因为运动没有计划、没有节制。由于年岁大了，很多人开始意识到健康的重要性，可是年轻的时候又缺乏运动，于是他们特别想通过运动来增强体质。可是他们又没有考虑到自己的年龄和身体状况，还跟20岁的年轻人一样，一打篮球就是两小时，身体哪儿能吃得消？

还有一些人是平时工作忙，没有时间运动，于是一运动就可着劲儿地加量，恨不得一天把10天的运动量都给补出来，这是非常不可取的，很容易受伤。

所以，如果大家已经过了40岁，运动的时候就更要注意，既要有正确的方法，比如运动前要充分热身等，还要有合理的运动量。假如你之前一直不运动，肯定要从小运动量、低强度的运动开始。而且如果停止运动超过1个月，就意味着运动能力下降，需要从头开始。

如果年岁已经比较大，而且近期没有做过健康体检，那么在突然开始运动计划之前，最好做一个全面体检，了解自己的健康状况，以便确定运动量。如果本身患有糖尿病、肺病、心血管病、高血压、类风湿及风湿性关节炎等疾病，在运动之前最好咨询一下医生。

> 在突然开始运动计划之前，最好做一个全面体检，了解自己的健康状况，以便确定运动量。

> 中老年人最好的运动方式，那就是走路，它可以很好地保护我们的"第二心脏"。

不过，有一个中老年人最好的运动方式，那就是走路，它可以很好地保护我们的"第二心脏"。什么是人体的第二心脏呢？是脚。在身体的所有器官里，它是距离心脏最远的，本身的循环能力比较弱。大家如果观察过小宝宝吃奶就会发现，小婴儿一边吸奶，一边会蹬他们的小脚。这是一种无意识的动作，小宝宝通过蹬脚的力量，刺激血管系统，使静脉血回流到心脏。所以，这是一种本能，是身体的一种自我调节、保护机制。

对大人来说，我们不大可能跟婴儿一样吃东西了，但是在行走的过程中，我们可以通过腿部、脚部肌肉的活动，让血管扩张、收缩，把远离心脏的血液推回心脏，这对于维持气血的通畅有重要意义。自古就有"头寒足热"的说法，为什么脚部保暖那

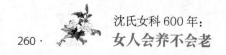
么重要？因为脚暖和了，才能让血液循环更加畅通，让身体更加强健。

所以，不管多大岁数，我们都需要活动活动腿脚，天气好的时候多出去走走。走路堪称最安全、最适合中老年人的有氧运动了。每天走走，可以增强腿部和臀部的肌力，活动筋骨也可以减少扭伤和脚抽筋的概率，还能强健骨骼，减少骨质疏松的风险，益处着实不少。

即使患有高血压和糖尿病等疾病，走路也是非常安全的。可以说，走路是对心脏影响最小、最安全的运动方式，也能对"第二心脏"起到温和有力的刺激。所以，我特别提倡中老年人多走路，只是要注意一下运动量，有适度的气短、心慌即可，但不能气喘吁吁。而且，想要靠走路活动筋骨，一定要坚持下去。

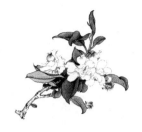

08
Chapter

外修肤质

/用纯天然的方法养护女人的皮肤/

爱美是人的天性，对女孩子来说尤其如此。为了美丽宁可牺牲健康的女性，实在是屡见不鲜了。作为一名医生，我只能一遍又一遍地跟大家说，对于内调和外养不要本末倒置，只有先健康了，才能真的美丽、美得长久。我并不反对大家化妆、修饰，但建议大家采用更加天然、绿色的方式健肤、护肤，否则只会越化妆皮肤越差。

1. 先内养后外修，女人皮肤和气色才会好

不得不承认，这年头的化妆品功效实在了得，女性们驾驭得也实在不错。脸色蜡黄涂紫隔，发色发红涂绿隔，气色不好有各种BB霜、CC霜。经过各种脂粉的粉饰，不管多糟糕的皮肤，看起来都能白里透红。可是，真实情况到底怎样，只有你自己知道。

追求美丽的你要知道，化妆只能是不得已的外在修饰，并不是根本途径。假如每天在化妆上花费太多时间，却忽略了身体的内在调养，那绝对是舍本逐末之举。

早在两千年前的《黄帝内经》"脏象学说"中就提出了"养于内、美于外"的观念，也就是说，

> 养于内、美于外。

内在调养好了，外在就会更加美丽。那种自内而外的美丽，是非常自然而且健康的。反之，如果不肯注重内在调养，皮肤和气色

就会出现各种各样的问题。

比如，很多女性30岁以后的脸色都是惨白或是萎黄的，这大都是由血虚引起的。她们会发现自己不仅脸色差，而且平时容易疲倦、头晕，有时还会有心悸。这时候就需要补血，血气足了脸色自然红润，整个人也更有精神。

还有的女性是肤色暗沉，怎么搭配衣服都显得气色差，这往往是肾气不足引起的。如果阴液亏损，皮肤得不到滋养，就会显得黯淡无光。这时候得补肾气，帮助色素代谢，脸上也就不会有暗沉的气色和斑点了，肤质也会更嫩滑。

假如你的脸色很白，但是白得发青，甚至是那种铁青色、毫无血色，很可能是严重缺乏血气以及宫寒，这时候就需要温经散寒调宫，然后才能改善气色，让肤色红润，白得更自然。

假如肤色暗黄，而且有很多黄褐斑，那八成是需要调肝理气了。黄褐斑或瘀斑在中医里叫肝斑，就是肝气郁结引起的。所以，假如你是长斑的中年女性，抹什么祛斑产品都没有调理肝脏效果好。

假如脸上皱纹多，那多半是脾胃两虚，用去皱产品不如调理脾胃；假如皮肤粗糙，那往往是阴血不足，体内燥火旺，养好阴血皮肤自然就变得细嫩了；假如面容虚胖水肿，往往是阳虚，肾阳不足，所以水湿上泛于头面部，调好肾阳脸庞自然变得更紧致。

基本上，大家在意的皮肤、气色等方面的问题，都是有内在根源的，也是身体内部失衡的信号。我们找到了根本原因，然后把身体调理好，皮肤问题自然而然就得到了改善。

当然，我也不是说就不能有外在修饰，只是强调大家要重视内在的调养。当你把内在调养好了，面若桃花，然后再加上化妆技术的修饰，是不是会更漂亮呢？

2. 澡豆洗面，将脏污角质一扫而空

　　估计很多人对"澡豆"这个概念都是一头雾水，所以我们先得谈谈什么是澡豆。虽然它在今天不为人知，但在古代那可是盛极一时，是洗浴及美容的必备用品，不仅是贵族士大夫阶层男男女女不可或缺的生活用品，还是佛教出家僧众身边常随的十八物件之一。

　　唐代医药学家孙思邈的《千金翼方》"妇人'面药'"一节中说："面脂手膏，衣香澡豆，仕人贵胜，皆是所要。"它之所以属于奢侈清洁用品，倒不是主要的材料豆子有多贵，而是因为添加了很多珍贵的香料。从晋代到唐代，人家嘲笑一个人土，会说他"不识澡豆"。大家可想而知当年它在上流社会多么流行，多么珍贵。

　　其实说到底，澡豆也就是古时候的肥皂，可以用来洗脸、洗澡，清洁皮肤、滋润皮肤的效果很好，再加上一些名贵香料，香气袭人，就成了上流社会的专用清洁品。

> 澡豆也就是古时候的肥皂，可以用来洗脸、洗澡，清洁皮肤、滋润皮肤的效果很好

　　《红楼梦》第三十八回中记载，大家赏桂花吃螃蟹的时候，凤姐命小丫头们去取

"桂花蕊熏的绿豆面子来，预备洗手"。这种绿豆面子，就是澡豆的版本之一了。

至于澡豆的配方，那真是令人叹为观止，虽然版本各异，但都极其讲究。孙思邈《千金翼方》里给出的配方是："丁香、沉香、青木香、桃花、钟乳粉、珍珠、玉屑、蜀水花、木瓜花各三两，柰花、梨花、红莲花、李花、樱桃花、白蜀葵花、旋覆花各四两，麝香一铢。上一十七味，捣诸花，别捣诸香，珍珠、玉屑别研作粉，合和大豆末七合，研之千遍，密贮勿泄。常用洗手面作妆，一百日其面如玉，光净润泽。"看这描述，美肤养颜的效果相当好，而且绝对健康，全都是纯天然材料。

但唐代最著名的澡豆方，还不是孙思邈的，而是唐德宗的女儿永和公主所创的两个秘方。一个是洗面方，一个是洗澡方，都收录在宋代的《太平圣惠方》里。洗面粉的配方所用中药是白及、白蔹、白术、白茯苓、白附子、鹿角胶各90克，白芷60克，桃仁、杏仁各50克，沉香30克，皂荚5个。制作方法是，先将米泔水（也就是淘米水）2000毫升煎沸片刻，放入鹿角胶使之溶化，再加入糯米200克，煮成粥，将此粥摊薄晒干后，同诸药共研为细末，与大豆粉500克和匀；另用蜂蜜、白酒各60毫升，加热后拌入药末中，晒干后再加入麝香1.5克拌匀，密封储存。洗脸的时候，取少量敷面片刻，然后连同脖颈、手等需要呵护的部位一起清洗。据说公主用了之后气色大为改观，皮肤变得白嫩细腻红润。

在这个配方里，皂荚、大豆粉可以清洁皮肤，还能温和去角质，使毛孔缩小。而白芷、白及都可以美白；桃仁、杏仁都富含油脂，可以滋养皮肤；鹿角胶能补血益精，"悦颜色"；蜂蜜、糯米滋阴润燥，可增滑腻柔韧之感；白蔹、白附子、白茯苓、白术等药祛风散结，利水祛湿，祛除水肿。它不仅有清洁功效，还能润泽皮肤、祛斑增香。

这些原材料，药店和超市就可以全部买到，如果嫌麻烦，也可以去买现成的。至于洗澡方，要略微复杂一些，这里不再赘述，大家感兴趣的话可以自己找来尝试。

3. 用中药美白，有效而且更安全

俗话说"一白遮百丑"，千百年来，女性对美白的追求从未停止过，所以不管是医书还是古代文献里，都记载了很多美白方子。只可惜，我们很多人忘了老祖宗留下来的宝贝，转而追求所谓的高科技产品。孰优孰劣我并不能给出断言，只能说和今天的各种美白面膜、精华、乳液、化妆水相比，古方的效果毫不逊色，同时因为没有添加那么多化学成分，显得更加安全，用起来也让人更加安心。

要说起中药美白面膜，一定不能不提著名的七子白面膜，它的原材料是七种名字中有"白"字的中药：白术粉、白芷粉、白及粉、白蔹粉、白芍粉、白茯苓粉、白僵蚕粉。大家使用的时候，可以把这七种粉加适量蜂蜜或者牛奶调成糊状，然后将调制成的七子白面膜敷涂于清洁过的脸上。

> 说起中药美白面膜，一定不能不提著名的七子白面膜。

由于面膜比较容易干，所以大家可以把打湿的面膜纸覆盖在已经敷了面膜的脸上，等20～30分钟后，摘掉面膜纸，把脸洗干净即可。

这个配方中的白芷可以美白润肤，白蔹可以祛痘，白茯苓可以祛痘祛斑，白及可以美白祛斑，白术可以治疗雀斑和黑斑，白芍益气美容，白僵蚕润肤白面、灭瘢除黑。它们一起制成面膜，美白、祛斑、祛瘢痕，治疗面部色斑效果很好。对于皮肤黑、黄、多斑、痘痘、粉刺、暗疮等各种皮肤问题，这个面膜都是适用的。

除了这个经典的七子白之外，我们还可以选取这些材料自己搭配出很多方案，比如白芷、白术、白茯苓、薏苡仁、白芍可以搭配在一起，主要作用是美白淡斑、提亮肤色；当归、桃仁、川芎、白芷、白附子、白及粉搭配在一起可以活血淡斑、增白滋养；当归、白芷、绿豆、淮山、白及、杏仁粉等量，再加上玫瑰花水一起制成面膜，可以很好地美白活血，让皮肤更加红润、紧实、细致。调制这些面膜粉的时候，可以用蜂蜜或牛奶，也可以用清水。如果皮肤偏油性，也可以把牛奶换成酸奶。

除了用中药调制面膜以外，还有一个非常好的办法可以美白皮肤，那就是用米泔水洗脸。米泔水也就是淘米水。大家淘米的时候，可以先少倒一些水，刚刚能浸湿所有的米粒即可。然后用木勺不断搅拌，这是洗第一遍，洗完以后把这个水倒掉，这个不能要。我们要的是第二遍的水，不需要太多，同样只需要刚刚没过米粒一指宽即可。把它沉淀一晚

> 还有一个非常好的办法可以美白皮肤，那就是用米泔水洗脸。

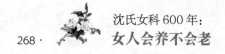

上，去掉下面的白色沉淀，用上面较清的部分兑上温水来洗脸，效果特别好。

关于米泔水的功效，相信大家有所而闻。它呈略碱性，可以彻底地洗去皮肤表面的油质和污垢。但是它的质地又非常温和，不会对皮肤有任何刺激。里面含有的B族维生素等营养元素，不但可以很好地美白皮肤，而且对于红血丝也有很好的修复作用。

当然，做一次两次面膜、洗一两次脸是不可能让大家旧貌换新颜的，贵在坚持。但是话又说回来，但凡能让你一夜之间变白的产品，安全性都是值得怀疑的。大家还是耐心一点，给皮肤一个新陈代谢的周期，让它慢慢成长为你想要的状态，这才是最安全有效的。

4. 脸上有痘不要挤，试试中医的清洗法

　　对于脸上的痘痘要不要挤这个问题，很多人都有疑问。事实上这个问题不可一概而论，一般来说，不管是青春痘还是成人痘，都不能随意用手挤压。因为，面部的危险三角区，也就是脸颊、印堂和下巴等部位，这些地方有许多血管网，这些血管直接与大脑相通。挤痘痘的时候如果脸上有炎症或者感染了，细菌就会通过血管直接影响大脑，有出现脑炎的可能，甚至还会有生命危险。而且，挤完痘痘以后，很容易留下瘢痕。

　　但是，也不是说所有痘痘都不能挤。假如原本红肿的痘痘已经变白，里面明显有黄绿色的脓状液体，这时候是可以把这些液体清理出来的，否则这些垃圾还会被身体重新吸收。只是大家注意，即便这样也不能用手挤，我们可以用专业的粉刺针

> 不是说所有痘痘都不能挤。

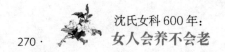

刺破，所以把里面的脓液和瘀血挤压出来，直至流出透明液体为止。大家要注意的是，首先必须确保脸部和手都是干净的；其次要确定痘痘已经长成熟，用针去刺的时候丝毫不会感觉疼痛。

除了这种情况之外，别的痘痘都不建议大家随意去挤，尤其是又大又硬又红的那种。否则，不但有可能留下让人心烦的痘印瘢痕，还有可能出现更危险的疾病。那么有没有办法可以安全对付痘痘呢？当然有了，中医有很多治疗痤疮的措施。但中医在治疗痤疮之前，会因症施治。我们把痤疮分成各种类型，有的是因为湿热壅盛，有的是因为脾虚湿盛，还有的是因为肝郁气滞。不同类型的痤疮，有不同的治疗手段。

> 不同类型的痤疮，有不同的治疗手段。

比如，很多年轻人由于饮食不节、长期熬夜、情绪不佳等导致实火旺盛，他们长的痘痘，治疗的时候需要清热利湿，我们会用蒲公英、山栀、生大黄、紫花地丁等药物。但是假如是肝郁气滞导致的成人痘，既然成因跟情绪有关，调理的时候就要用柴胡、枳壳、郁金、佛手、白芍等药物疏肝理气。这里面有很多学问，具体怎么调理，得根据你的个人情况而定。

不过这里，我倒是可以跟大家讲一下怎样用中药外洗来治疗痤疮。

第一个方子，用蛇床子、地肤子、白鲜皮、明矾各60克，加水浓煎，趁热擦洗在长痘痘的地方。每次半小时左右，每天1～3次。每次煎的药汁包好放冰箱里，可以用上5天，当然，用的时候需要加热一下。

第二个是用丹参、地丁、当归、白芷、半夏各30克，加水煎

15~20分钟后取汁备用。用的时候，先把脸洗干净，然后把药液加热，用热气熏脸，然后把干净毛巾浸入药液，拧得半干以后敷脸，每次半小时，每天2次。每剂药液放冰箱里也可以用4~5天。

第三个方子是用新鲜马齿苋30克（干品减半），苍术、蜂房、白芷各9克，细辛6克，蛇床子10克，苦参、陈皮各15克，加水煎好以后取汁，趁热清洗长痘痘的地方，每天3~5次，直至痊愈。

在上面这些方子所用的药物中，蛇床子可以清热燥湿、祛风止痒，地肤子清热利湿、祛风止痒，白鲜皮清热燥湿、祛风解毒，丹参活血祛瘀、凉血消痈，地丁清热解毒可以治疗痈肿疔疮，当归活血可治痈疽疮疡，白芷祛风燥湿、消肿止痛，半夏外治痈肿痰核，马齿苋清热解毒、散血消肿，苍术燥湿、化浊、止痛，蜂房祛风止痛，细辛解表散寒、祛风止痛，苦参清热燥湿、祛除瘙痒，陈皮理气健脾，燥湿化痰。它们都是中医治疗皮肤病的常用药物，安全性和有效性在漫长历史中都得到了验证。

当然，在用这些方子清洗的同时，我们还要注意皮肤的清洁，并且清淡饮食、规律作息，这样才能让祛痘效果更明显。

5. 用自然的蔬果来补水，让女人远离干燥

有不少女性患者跟我说过，在各种化妆品里，柔肤水、爽肤水是最坑人的，因为有效成分所占比例非常少，绝大部分都是水，性价比相当的低。可是，虽然觉得这些水太不值，也不能不用，毕竟，保湿是皮肤每天都必须做的功课，尤其是在空调和暖气屋里。

我就跟她们讲，你完全可以自己制作一些纯天然的爽肤水，物美价廉，关键是不添加任何防腐剂，特别安全，只需要你勤快一点就可以。下面是我经常推荐给她们的保湿补水的方法，在这里分享给大家。

首先是自制各种水。大家可以选择的材料有丝瓜、黄瓜、冬瓜、苦瓜等，因为它们本身含水量比较丰富。举个例子，如

大家可以选择的材料有丝瓜、黄瓜、冬瓜、苦瓜等。

果用黄瓜的话，既可以直接把它切成薄片贴在脸上，也可以把它洗干净以后，放到榨汁机或者搅拌机、料理机里打成浓稠的汁液。可以把这个汁液过滤之后当作爽肤水使用，也可以把它混合上少量珍珠粉或者蜂蜜作为面膜敷脸。

这些蔬菜不仅含水量丰富，而且由于它们本身含有丰富的B族维生素、维生素C和水溶纤维，可以增加表皮细胞弹性、美白和祛除油脂。不过，它们虽然补水效果比较好，但滋润性可能不够强，只能起到补水的作用，接下来还是要用其他护肤品来缩水的。

如果大家皮肤比较干燥，除了洗完脸补水以外，平时还可以做一些水果面膜集中补水。对于比较干燥的皮肤来说，大家可以选择香蕉。香蕉油分与维生素成分敷后能渗入皮肤，对皮下微细血管有调节平衡的作用，滋润效果很好。

> 对于比较干燥的皮肤来说，大家可以选择香蕉。

而且，越成熟的香蕉，保湿滋润效果越好。大家可以把它直接捣成泥状敷在脸上，温和清洁与滋养修护肌肤的功效就不错。如果添加蜂蜜，可以加强保湿滋润的效果，非常适合干燥缺水的皮肤日常保养使用。除了敷脸，它还可以敷在微湿的头发上作为发膜使用。

除了香蕉，苹果也是理想的美容水果，适合所有肤质，不仅可以清除污垢，还可以深层滋养，让你的皮肤更有光泽，更加白嫩细滑。苹果面膜的制作方法也很简单，只需要去皮、去核之后切成块，然后用榨汁机或者料理机打成泥，涂在脸上就可以了，你也可以根据自身肤质加入牛奶或蛋清。敷面15分钟之后，清洗干净就可以了。

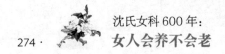
对于爱出油的皮肤来说，柠檬是特别好的选择。大家可以自制柠檬保湿水，具体做法是把一只柠檬的皮切成细末，浸泡在80毫升伏特加酒中4个小时左右，然后加入120毫升蒸馏水和1小匙甘油，摇晃至均匀即可。柠檬不仅保湿控油效果好，而且美白作用也很出色，特别适合油性皮肤使用。由于含有酒精，放在冰箱中大约可以保存两周。

> 对于爱出油的皮肤来说，柠檬是特别好的选择。

事实上，大自然馈赠给我们很多天然的护肤品，厨房里的很多蔬菜水果，保湿补水的效果都很好。大家只要不过敏，完全可以发挥自己的聪明才智，把日常生活中的食物利用起来，从绿茶到大米、燕麦、杏仁、豆腐、西红柿、芦荟、橘子，都能给你惊喜。

6. 皮肤敏感发痒，试试金银花清洗

这么多年来，因为皮肤过敏一张脸又红又肿来找我的患者，实在不算少，其中也不乏涂完抗生素之后更严重的人。对于皮肤过敏，我肯定是不建议大家使用糖皮质激素类药物的，虽然它们可能见效快，但是副作用大家也都知道，尤其是皮肤本身已经过敏的情况下，更不建议大家使用激素类药膏，以免出现激素依赖性皮炎。

其实我们中药就有很多非常有效的方子治疗皮肤过敏、发痒的症状，这里为大家介绍一二。

首先就是著名的金银花，它自古以来就被誉为清热解毒的良药，甘寒清热而不伤胃，芳香透达又可祛邪。很多人上火喜欢喝金银花茶，因为它的降火效果的确很好，但大家恐怕不知道，它外用清洗皮肤，还可以杀菌止痒、治疗湿疹。金银花既

> 金银花，它自古以来就被誉为清热解毒的良药。

可内服也可外用，有解毒、消炎、杀毒、杀菌、利尿和止痒的功效，尤其是它能清解血毒，这是非常难得的。

大家只需要把金银花和水一起熬煮，然后用煎好的汁液清洗过敏、发痒的地方即可。夏天用金银花给宝宝洗澡，还可以清热解毒爽肤，预防痱子。只是，金银花属于清热解毒类药物，对于上火导致的各种皮肤病效果很好。假如是因为体内有寒导致的各种问题，用金银花清洗的效果就不太好了。这时候，我们可以选择艾叶。

艾叶性温，可以散寒止痛，温经止血。古人端午节的时候，要在门前窗台插上新鲜的艾叶，驱邪避瘟，祈吉求福。这是因为艾叶的气味可以驱逐蚊蝇，清洁空气，消除病毒，从而给人们带来健康平安。现代医学印证了这种做法，认为它是一种广谱的抗菌抗病毒药物，对好多细菌和病毒具有抑制和杀伤作用。假如用艾灸，可以散寒止痛，温煦气血；艾叶煎汤外洗，则能够祛湿止痒，治疗湿疮疥癣。

> 艾叶煎汤外洗，则能够祛湿止痒，治疗湿疮疥癣。

所以，大家皮肤过敏发痒的时候，也可以用新鲜艾叶30～50克，用开水煎煮5分钟，加水调到适宜的水温即可。需要注意的是，尽量用温水清洗，不要放凉了用。

除了金银花和艾叶，还可以用马齿苋。这种在乡间田野里常见的植物，可以清热解毒、散血消肿，外敷可以治疗痈肿。具体做法是取新鲜马齿苋200～300克，洗净捣碎，加水1000～1500毫升，煮沸一到两分钟就可以了，注意不要久煎，等到水温降至40℃左右的时候，用毛巾蘸着清洗皮肤即可，也可以用纱布浸着药液湿敷，对于化脓性皮肤病和外科感染效果相当好。

　　不过这些方法都是治标的，想要治本，还要从内在调理。过敏性皮肤病的根本原因还是自身机体免疫力有问题，日常生活中还是要合理饮食、加强运动，把身体调理到一个平衡状态，才能从根本上防治疾病。

7. 用草本灭黑头，彻底告别 "草莓鼻"

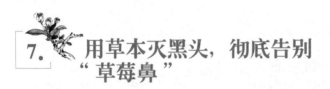

用"白璧微瑕"来形容脸上的黑头，恐怕不足以表达大家对它的厌恶之情。远远地看着还好，靠近一看，鼻子上挂满黑头、毛孔粗大，是不是感觉特别煞风景？很多人会用撕拉面膜去黑头，还有人足够有耐心，用粉刺针一个一个地挑。然而事实证明，效果似乎都不好。有没有什么更好的办法对付它呢？大家可以试试中草药。

这里给大家推荐几个中草药面膜，大家不妨试试看能不能让你彻底告别"草莓鼻"。

首先是白芷面膜。原材料是白芷粉、面粉、清水、橄榄油，家里普通的面粉就可以了。具体做法是，把白芷粉与清水混合搅拌，然后慢慢加入面粉、橄榄油等，充分搅拌均匀之后，将面膜敷在鼻头部位。

> 首先是白芷面膜。

等待15分钟以后洗掉就可以了。

白芷也叫香白芷，用白芷研成的细粉就是白芷粉。《本草纲目》说它"长肌肤，润泽颜色，可作面脂"。中医学认为它能祛风解表、散寒止痛、除湿通窍、消肿排脓。而现代医学认为白芷除了可以解热、镇痛、抗炎，还能改善局部血液循环，消除色素在组织中过度堆积，促进皮肤细胞新陈代谢，所以有美白、改善气色的功效。而面粉具有美白、收缩毛孔的功效，所以这个面膜可以消炎排脓，对黑头有排毒的作用，让皮肤更细嫩。

另一个给大家推荐的是燕麦面膜，用我们吃的燕麦即可。制作起来也很简单，只需要把将燕麦片打碎，越碎越好，然后加入少量开水搅拌均匀，注意别放多了。还可以加鸡蛋、牛奶、蜂蜜、面粉、维生素E等一起调成糊状敷在脸上，这些视个人需要而定。对于黑头特别多的鼻头和额头，可以轻轻按摩一会儿。

燕麦可以很好地去角质，所含的维生素B_2有一定的抗皱功能，这个面膜去角质和去黑头的作用不错。做完之后大家会发现，燕麦变得脏脏的，而你的皮肤已经细嫩光滑了很多。不过，干性、中性皮肤以及角质层比较薄的皮肤不适合多用。

最后再给大家介绍一个绿豆粉蛋清面膜。对爱长痘痘和黑头的油性皮肤来说，绿豆粉是一种物美价廉的美肤佳品，它不但可以洗脸，也是很好的面膜材料，而蛋清有清热解毒、消炎去油的功效。

> 对爱长痘痘和黑头的油性皮肤来说，绿豆粉是一种物美价廉的美肤佳品。

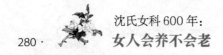
制作这个面膜的时候，我们可以直接用绿豆粉调和蛋清至糊状敷脸即可。需要注意的是，绿豆粉一定要研磨得足够细，否则对皮肤的刺激会比较强。这个面膜可以杀菌、排毒，收敛脸部皮肤，既能防止青春痘、粉刺产生，又能很好地去黑头。

除了外敷，中医还可以用药物内调、慢补，通过调节皮肤油脂代谢，从根本上控制黑头的产生。

8. 冷热水交替洗脸，能助你皮肤变紧实

很多女性患者都会问我这类问题："洗脸到底该用冷水，热水，还是温水？哪种洗脸方法才是对皮肤最好的？"相信这也是很多人的疑问，我给出的答案是热水和冷水交替洗脸，对皮肤的保养效果最好。

为什么这样说呢？传统养生保健，讲究的是用冷水洗脸、温水刷牙、热水洗脚。之所以要用冷水洗脸，是因为热胀冷缩，冷水的刺激可以让面部血管收缩，毛孔变小，有助于增强皮肤弹性，消除或减轻面部皱纹。但是问题在于，冷水让毛孔收缩了，不利于清洗面部污垢，所以单纯用冷水洗脸是不够的，对于油性皮肤来说尤其如此。

那么，用热水洗脸可以吗？如果你的皮肤足够健康，用多热的水都没什么问题。热水可以让毛孔打开，有利于深层清洁，可以洗得非常干净。但问题是，总是用过热的水洗脸，会彻底清洁掉皮肤自身分泌的保护性油脂，让面部血管壁的活力减弱，皮肤容易变得松弛无力、发干，出现皱纹，这一定不是大家想看到的现象。

　　而且，假如你的皮肤对热敏感，那么水温过高，对皮肤的刺激会太强。怎样判断你是不是对热敏感呢？假如你从室外进入温度比较高的室内，皮肤有发红发痒等不舒服的情况，就有可能是热敏感。那么，你的洗脸水温度一定不能太高。其实即便你的皮肤很健康，洗脸水的温度也不需要太高。只要使手部肌肤有温热的感觉即可。

　　所以，大家要记得，我们这里说的热水，是相对而言的，温度在40℃左右就足够了。至于冷水，温度也不宜太低，稍低于体温，30℃左右比较合适。

　　之所以要冷温水交替，一方面是因为假如只用冷水洗脸，很可能洗不干净，会引发痤疮、黑头等皮肤问题。另一方面，是因为皮肤也需要锻炼。用冷热水交替的方法洗脸，可以通过水温的变换，让皮肤浅表血管扩张和收缩，促进面部血液循环，让皮肤的耐受力更强，而且让你的气血更通畅，气色更好。

　　所以，最好的洗脸方法就是先用温水把脸部打湿，然后顺着面部肌肉纹理的走向涂抹清洁用品，用手指轻轻打圈按摩，大概3分钟之后，用温水把脸上的清洁用品洗干净，最后再用冷水冲洗面部。这样才是对皮肤最健康的洗脸方式，而且美容效果比较好。

> 最好的洗脸方法就是先用温水把脸部打湿

> 最后再用冷水冲洗面部